寒地急危重症经验心悟

主 编 梁 群

科 学 出 版 社

北 京

内 容 简 介

本书分为两部分，上篇及下篇。上篇主要阐述了寒地急危重症医学学术思想及编者的经验特色，凡4章。下篇选录了厥脱、神昏、中风、血证、癥瘕、癃闭、虚劳七种寒地急危重症，介绍其治疗经验，并列举经典案例。现将这些临证记录及治疗感悟详细加以整理，遴选出具有代表性、实用性，能够反映中医治疗寒地急危重症的特色与优势的部分案例编撰成书，供广大读者学习参考。

本书可供中医临床工作者、医学院校学生及广大中医爱好者参考阅读。

图书在版编目（CIP）数据

寒地急危重症经验心悟 / 梁群主编. —北京：科学出版社，2023.1
ISBN 978-7-03-073463-1

Ⅰ.①寒… Ⅱ.①梁… Ⅲ.①寒冷地区-急性病-中医治疗法②寒冷地区-险症-中医治疗法 Ⅳ.①R278

中国版本图书馆 CIP 数据核字（2022）第 194852 号

责任编辑：鲍　燕　李　媛 / 责任校对：刘　芳
责任印制：徐晓晨 / 封面设计：陈　敬

科学出版社 出版
北京东黄城根北街 16 号
邮政编码：100717
http://www.sciencep.com

北京中科印刷有限公司 印刷
科学出版社发行　各地新华书店经销
*

2023 年 1 月第 一 版　开本：787×1092　1/16
2023 年 1 月第一次印刷　印张：6 3/4
字数：149 000

定价：49.00 元
（如有印装质量问题，我社负责调换）

编　委　会

主　编　梁　群

副主编　韩维维　曹雪丹　蔡　昕

编　委　（按姓氏拼音排序）

冯文佳　　郭子宁　　贾　璇　　李鹤然

刘　涵　　刘　洋　　刘　业　　刘春慧

刘雨默　　潘郭海容　田　圆　　王广军

王瀚黎　　谢小玉　　薛鸿征　　于佳琪

张时浩　　张笑言　　朱嘉敏

前　言

中医学是中华民族在几千年的生产生活中总结的宝贵经验，是中国传统文化的结晶，是我国人民认识生命、维护健康的重要法宝。中医治疗急危重症的历史悠久，古籍中记载了大量有关扁鹊、华佗、孙思邈等治疗急危重症的经典案例，病症危重多变，治疗多效奇。

东北地区处于白山黑水之间，位于祖国边陲，自古便为有名的"寒地"，具有多民族聚居的历史及丰富的道地药材，具有独特的地域气候特点及历史文化底蕴，包括民风、生活与饮食习惯均具有地域性、独特性。故而东北地区的中医大家们纷纷针对寒地常见的急危重症及其寒地特色诊疗思维，总结出了寒地治疗急危重症的独特经验，形成了寒地治疗急危重症的特有学说。

编写本书的目的首先就是"传承"，书中所写的这些理论与经验都是将古人智慧与现有临床实践相结合的典范，其临证经验具有鲜明的中医特色，是在长期实践中不断应用、总结、提炼出的有效的经验方药，是我们中医药学科继承与发展的基石。将这些宝贵的经验传承下来是我们应该做好的工作，也是每一个中医人的历史使命。这可以帮助我们的医生读者快速地参考对应的诊疗经验，从而有力地提升处方水平和疗效。编写本书的第二个目的就是提高，希望我们的读者在学习相关诊疗经验的基础上能够不拘于一家之言，旁征博引，对每一个代表性的病例进行深入研究。在书中，我们也引用了大量中医大家的案例，并编写了按语，最大限度地便于读者进行横向的把握与理解。希望我们的精心编写能够使读者更好地融会贯通，进一步提升自己的中医诊疗能力。

希望本书的出版能受到广大读者的欢迎，传承中医药文化和中医药事业，帮助提高寒地治疗急危重症的水平，促进寒地急危重症治疗的发展，为寒地医学乃至整个中医学界的提升做出贡献。

由于该领域的发展日新月异，新概念、新理论、新技术不断出现，同时也因我们是初次编写这本《寒地急危重症经验心悟》，缺乏一定的经验，水平有限，所以书中难免有疏漏和不当之处，恳请读者与同仁批评指正，使之日趋完善。

编　者

2022 年 6 月 6 日

目　录

上篇　寒地急危重症医学学术思想及经验特色

第一章　寒地医学的历史发展过程及特征 ·· 3

第二章　寒地急危重症的学术思想荟萃 ·· 6

第三章　梁群教授论寒地急危重症学术思想 ·· 9

第四章　梁群教授论寒地急危重症经验特色 ·· 13

下篇　寒地急危重症经验介绍

第五章　厥脱 ·· 19

第六章　神昏 ·· 32

第七章　中风 ·· 42

第八章　血证 ·· 55

第九章　癥瘕 ·· 69

第十章　癃闭 ·· 78

第十一章　虚劳 ·· 88

上 篇

► 寒地急危重症医学学术
思想及经验特色

第一章　寒地医学的历史发展过程及特征

中国黑龙江省属于寒地，它是我国纬度最高的省份，也是最代表我国寒地的省份，是我国唯一的寒温带区域，在一定程度上影响了寒地医学的发展进程。寒地医学起源于少数民族医药，在漫长的历史过程中，各族人民利用地产药物和不同的民族文化，形成具有东北文化特色的医药知识和治疗经验，以满医、蒙医、朝鲜医、中医等为主的民族医学，还有赫哲、鄂伦春等民族的特殊医药经验和知识。寒地医学融合了地方和民族医药因素，逐步形成了地方医学流派。汉民族的中医学在唐宋至明清时期涌入并得以交融发展。唐代时渤海国接受唐王朝册封后，多次派遣人员赴唐学习中原文化，中原文化大规模输入北方渤海国。金代女真人攻陷北宋汴梁，掳十余万中原人至此，其中就有大批医药人员，包括太医局医官。除此以外还有大量的医药典籍和医药器具，清代随着移民、经商、开矿、设立边防驿站、大兴文字狱、流放犯人等活动的出现，专业从事医药工作的人员日益增多，中医药事业随之发展起来并逐渐形成了阵容和规模，这极大地促进了中医药在寒地的传播和发展。寒地医学历史悠久、文化绵长，经历了经验的传承和文化的沉淀。人们在和疾病抗争过程中，总结并积累了丰富的生存经验。他们接受并主动融合先进、特色文化，南北兼容，中西合参，形成了符合东北特色的寒地医学，为丰富中华医药文化做出了贡献。寒地医学是近现代我国北寒地区受特有的地理位置、历史文化、气候特征、经济发展等多因素影响而崛起的中医学术流派，具有鲜明的黑土文化地域特色。

黑龙江春秋凉爽，夏季宜人，冬季寒冷，最明显的标志就是四季分明，地处祖国北疆边陲，与俄罗斯、日本、韩国都有密切交往，具有多民族聚居的历史及丰富的产地药材，具有独特的地域气候特点及历史文化底蕴，因此寒地医学以龙江医学为代表。龙江医学最早记载于两三万年前的旧石器时代晚期。寒带地区原有居民多为满人，满族的繁衍生息是寒地医学文化的根系和源泉。龙江医家用药多以当地的动植物和矿物药为主，组成民间土方、单方、验方和形成部分食疗经验，医家对中医药的了解以平时生产生活的经验和传承为主，总结出300多种有效药物。当地早期民间医家及著作有庆恕《医学摘粹》、文通《百一三方解》、奇克唐阿《厚德堂集验方萃编》、增智《气化探源》等。清代宫廷中常用诊疗方法为针灸疗法，据《吴氏我车库祭谱》记载："萨满七十二穴，头三十六穴、上下身各十有八要穴，均人生大穴，通经、通气血、通窍道。"其他诊疗方法包括熏蒸法、温泉浴疗法、海水浴法、药物漱口法、耳内给药法等。

明清时，"流人"指流放贬逐之人。东北流人文化充分体现了"流人"身处逆境时坚韧不拔、百折不挠的精神。黑龙江流人主要被派遣至瑷珲（黑河爱辉）、卜魁（齐齐哈尔）、三姓（哈尔滨依兰）、宁古塔（牡丹江宁安）。流人中多儒医兼通者，他们多在流放地悬壶济世，传播中原中医药文化。"流人"文化对寒地医学起到了推动作用。

到清末和民国初期，黑龙江的中医药学逐步形成了龙沙系、松滨系、呼兰系、汇通系、三大山系和宁古塔系共六大支系的局面。龙沙系自称儒医，习医先修习四书五经以达文化修养，而后研读《内经》《伤寒论》等经典医籍。临证多用经方，辨证准确，用药简单而精确，重在剂量配比。松滨系由沿松花江海滨流传而得名，用药多以道地药材如人参、黄芪、五味子等平补之药为主，少有攻伐，注重保元固本。呼兰系又被称为"金鉴派"，擅长以时方治病，尤其擅长热性病的治疗。汇通系主张中西医融会贯通，以阎德润先生为代表，他是近代西医界唯一以肯定态度研究中医而成就卓著者，其授课时除讲解生理、解剖等西医知识外，还研究中医名著，并且热爱中医，见解独特，著有中医专著《伤寒论注释》等。三大山系属民间赤脚医生性质，该派偏重偏方奇法，但缺乏医理探究，喜外用膏药，多习针灸之术，而针灸又以刺络泻血手法称绝。宁古塔系以军医官出身为多，周长卿是宁古塔中医的创始人。宁古塔系活动在今黑龙江省宁安一带，有擅治内科、外科、妇科、儿科、眼科、耳鼻喉科等疾病的医家，已经形成一个比较全面的群体。

在这之后的"闯关东"文化是对寒地医学的丰富和发展。闯关东的兴起带动一些民间的土方、验方和经验流入东北寒地，对寒地医学文化和技术的融合是又一次提升、补充和发展。

20世纪40年代，在外国列强入侵东北的惨烈局面下，中医被严重打压，当地医家坚决捍卫中医血脉，衷中参西，坚持中医理论指导临床，西医方法辅助临床，病证结合，颇有特色。

寒地医学体系中，龙江医派的形成是对龙江医药文化的汇聚和提升。龙江医家的形成是历史、文化、地理、气候、风土人情及多民族多地域杂居等多种背景的融合，内外兼容，不断吸收、创新先进特色文化，逐渐形成了法古创新，补、通、升、降数法并进，善用道地药材等特色鲜明的传统医术。近代，龙江名医以高仲山老先生为代表，并发展壮大了龙江医派。高仲山先生和马骥、韩百灵、张琪先生是寒地医学的领军人物，是龙江医派发展的中坚力量。

2010年以来，黑龙江中医药大学系统研究龙江医学学术传承与保护，先后出版"龙江医派丛书"等研究专著。龙江医派2016年入选黑龙江省级非物质文化遗产名录，2020年《黑龙江省中医药条例》提出打造龙江医派等龙江中医药文化品牌，形成了龙江医派的阵容和规模，学术成就也获得了前所未有的进步。

寒地医学具有多元化的特点，又由于寒冷的地方气候、偏远的北方地理特征，以及由此形成的民众禀赋特有的体质、风俗文化习惯，形成了地方民族医药观念和经验，这些都是酝酿寒地医学特色和风格的基础。其主要特点包括：第一，药猛方大。受地理环境和气候影响，东北人多数腠理紧密、体质健硕，医家用药时多喜欢单方重剂，用单味或两三味药物组成方剂，组方虽简单，但剂量较大，药效较强，效果良好。在抢救危急重症患者时，寒地医家多偏好就地取材，因地制宜，常用单味药即起到应急作用。例如细辛，中医药古籍记载用量不过钱，而龙江医家使用剂量偏大，用药一般是倍余。龙江人民喜好酒肉、喜食腌制菜品、偏好吸烟，外加家中多烧火取暖，因此多内热病症，外感、内伤互结，病机寒热虚实错杂。第二，喜用鲜活药材。黑龙江地处地理环境特殊，环抱大、小兴安岭和长白山等，林树密布、物产丰富，盛产人参、熊胆、灵芝、鹿茸、麝香、牛黄、珍珠和木鸡（云芝）等名贵道地药材。当地医家多就地取材，以植物药和动物药为主，鲜药鲜用。龙江地产药材丰富，医家常依据经旨，就地取材，祛病疗疾。第三，善治地方杂症。由于黑龙江冬季时间长，气候寒冷多风，四季转变鲜明且快，冬天天冷路滑。因此患病特征明显，气管炎、冻伤、皮肤病、骨折、脱位、关节炎、风湿、胃脘痛、水肿、脱疽、心脑血管病等地方病普遍。很多患者身兼数病。寒地医家善于在复杂中精细辨证，诊治复合症，重视脾肾，强调内伤杂病痰瘀相关、水血同治，善于开大方、复方和猛方。第四，注重非药物治疗。东北医生擅长将药物治疗与非药物治疗结合，重视情志变化，认为情志能治病，亦能致病。第五，养生观念融入日常生活中。北方地区生存条件恶劣，夏季日照强、冬季漫长高寒，人们冬季为了抵御寒冷，酒肉便成为人们生活中不可或缺的物资。经过历代先民的实践经验，总结出道地药材泡酒、温泉洗浴的办法治疗疾病和养生，并沿用至今。第六，医技特色明显。民间医疗经验如针灸、温泉浴、食疗、酒疗、熨烫、冰敷、雪疗、正骨等以疗效显著、实用有效而闻名。

近年，寒地龙江中医学术流派由于其独特的文化和疗效，入选国家中医学术流派并设立传承工作室，入选黑龙江省级非物质文化遗产名录。寒地医学正以其独特的魅力吸引龙江中医人才发展地域中医文化。

第二章　寒地急危重症的学术思想荟萃

中医学讲究三因制宜，临证注重因人、因时、因地而有所不同，临床上对于急危重症的治疗，中医认为其发病通常概括为卒发、伏发、复发、合病、并病。仲景多次强调合病与并病，实际上是强调疾病的复杂性，合病并病死亡率高，诊治困难，当今仍然是急危重症诊治的重点。对于急危重症病机的认识是临床提升的关键，《素问·至真要大论》说："谨守病机，各司其属，有者求之，无者求之，盛者责之，虚者责之，必先五胜，疏其血气，令其调达，而致和平。"而且急危重症与气、津、血、精、神、真脏受损很有关系。东北地区独有的寒冷地理环境孕育了寒地医学，寒地中医发展过程中汲取了不同医学的特色。寒地中医在黑龙江及周边地区的发展过程中，龙江医派的代表性地位不容忽视，龙江医派诸医家不但继承了中医古方经典，保留自身特点，又与多元素融会贯通，博众家之所长，形成了寒地中医学的特有内容。结合寒地用药特点、用药剂量、方剂组成等方面都独具特色，针对寒地医学中心功能衰竭、脑卒中、呼吸衰竭、肾病综合征等急危重症的治疗涌现出一大批名医大家，在理论和实践两方面都给后世医家留下了宝贵财富，为寒地急危重症学术思想的形成发展奠定了坚实基础。

（一）陈景河论寒地急危重症医学

陈景河教授非常重视三因制宜，即因时、因地、因人制宜的治疗理念，即医者在辨病辨证时应顺应四季节气变化、不同的地域环境以及个人条件如不同的体质、性别及年龄等。陈老强调疾病的成因、发展进程、转归与多种因素密切相关，如节气季节因素、地理风俗环境因素、体质差异因素、年龄因素、饮食习惯因素等，故急危重症临证之时需将三因理论作为立法处方的重要依据，方可动态把握病情，圆机活法，大大提高临床疗效。《素问·异法方宜论》言："北方者，天地所闭藏之域也，其地高陵居，风寒冰冽，其民乐野处而乳食。"黑龙江地处高纬，寒温带大陆性季风气候使得其夏季短促而炎热，冬季漫长而严寒，最低气温甚至可下达-30℃至-35℃。结合北方地区气候特点及人们生活规律，陈老指出在东北急危重症中，"寒凝气滞血瘀"致病因素明显，患者常伴有血脉因寒瘀滞、经络不畅的瘀血问题，其云："'瘀'乃污秽淤积之义，瘀血是指丧失了正常功能的血液，因不能为正常生命活动所用而成为对机体有害的异常物质，因瘀血可以在许多疾病过程中继发性产生出来，所以被认为是病理变化的结果。"遂在治法方药上应注重气与血的调理，主张灵活运用"活血化瘀法"，结合不同情况随证治之，往往取效更显。《灵枢·本脏》言："血和则经脉流行，营复阴阳，筋骨劲强，关节清利矣。"《素问·调经论》亦有"五脏之道，皆出于经隧，以行血气，血气不和，百病乃变化而生"之述，可见血贵冲和流行，脉贵通利畅达。在独特的地理、气候、饮食因素条件下，黑龙江省冠心病、脑血管病、风湿病等疾病发病率排在全国前列，观其发病机理与"瘀结留滞"因素密切相关，故在治疗方面陈景河教授有言："伏邪郁结，或虚或实，务求其本，宣络开郁，理气理血，贵在流通"，着重强调活血化瘀法在治疗急危重症时的灵活应用。

（二）高仲山论寒地急危重症医学

高仲山教授认为由于北方气候严寒，急危重症发病以寒病为多数，如心脑血管疾病等最为常见。高仲山教授指出，《内经》阐明温病发病原因时有三点基本论述，除了"冬伤于寒，春必病温"和"藏于精者，春不病温"之外，还有常被忽视的"冬不按跷，春不病温"。"冬伤于寒，春必病温"可从过汗的角度解释，即"冬伤寒邪，治必发汗，汗泄则气阴两伤，至春遂易感风热而成温"，又可将"伤"字解为"太过"，即"冬三月天气过寒，来春必然暴热，人在气交之中，感成温病"。"藏于精者，春不病温"从反面说明了"冬日闭藏，不当疏泄，否则精气不固，至春易感风热而成温"，"精"字不仅指人身之精气，还指整个自然界之大气，"如恒阳不息，冬无冰雪，而桃李反花只类，人当其时，疏泄太甚，至春阳气发生，津液不足，遂生内热，非于肾藏之精也"。"冬不按跷，春不病温"也从反面说明了"按跷所以助热，有冬毋扰乎阳，阳扰不密，至春亦易感风热而成温"。因此，《内经》所释温病之成因应为"伤寒""不藏精""按跷"三者，可简单地归纳为"温病之成，在冬日精气耗散"。据此，高仲山指出"伏气"可粗略地理解为抵抗力弱。抵抗力，简而言之，便在于能藏精。所以阳复之时，盎然有生气，就是这所藏之精为之，是为生理上的形能之事。故冬不藏精，即冬时无抵抗力，而寒胜太过，至春无应发扬的气候，便是生理的能力支绌，但不至于死罢了。抵抗力薄弱，我们也可以说内部有弱点，惟其内部有弱点，于是外邪得以乘入。所以同是溽暑，同是沍寒，有病有不病，即根据内部有无弱点。所谓伏气二字，也仅表明从前有过病而有弱点在里面，并不是真的有邪伏在内。依高仲山所论，伏邪发病时，其内在的根本是指平素机体阴、血、精、津、液有所亏耗，此时体质处于虚弱中，一旦遭受了外邪袭扰，就会体现为快速的入里化热的疾病进程，还有一部分机体平日就表现为湿热盛、燥热盛，此时一旦受到外邪侵袭就会发为湿温、风温、温热、燥热、热毒类温热病的疾病过程。从高仲山所论"伏气发病的本质"中，伏邪已较明确地和体质联系起来，为从体质出发防治外感热病提供理论依据。

（三）张琪教授论寒地急危重症医学

首届国医大师、全国中医首席肾病专家、博士生导师张琪教授，毕生致力于中医药事业，善治多种疑难杂症，如肾病、心系疾病、消渴病、脾胃病、神志病、风湿病、血液病等，尤以治疗肾病见长，用药精当，为当代龙江医派旗帜，斐声华宇。张琪教授精通于仲景学说，擅用经方，对金元四大家、明清各家学派等均有高深造诣，形成了独到的学术思想，其学术思想为寒地急危重症医学提供了宝贵的临证思路。

张老推崇中西医结合的理论，重视辨证与辨病相结合，以中医理论和辨证论治为前提，将现代医学的辅助检查、治疗方法、药理研究作为参考，取长补短，有机地将中西医结合应用于临床，达到治疗的目的。同时注重"调补脾胃"，强调医者治疗期间无论疾病的早期、疾病的发展过程中及预后都当以顾护脾胃为要，治疗危重病时善从脾胃入手，护固后天之本。针对疑难杂症，应用"大方复治法"，即同时应用几种法则复合治疗的一种方法，提高了临床疗效。临证重视"气血理论"，张琪教授认为气血不仅是维持人体正常生理功能、决定生命存在的物质基础，气血的变化还能正确反映机体病理变化的规律，主张气血当以调达为要，治疗当随证求因，审因论治。张老对于治疗慢性肾衰竭更有独到的学术思想，他认为"脾肾虚损"是慢性肾衰竭的病机关键所在，也是湿浊产生的基础，湿浊潴留日久，形成毒、瘀的标实之象。针对这一关键病机，治疗上提出"调脾六法"、"补肾三法"。同时在以脾肾论治慢性肾衰竭的理论基础上，提出"保元降浊八法"，虚证为主则需以保元为主要治则，标实为主则治以降浊为要，以保元降浊为主对治疗本虚标实、虚实夹杂之证疗效确切。张琪教授将慢性肾衰竭的具体治疗分为3期，每期治疗各有侧重，早期治疗是治疗慢性肾衰竭的关键，此期正气虽受损，但邪气不盛，治疗以扶正为主，常用脾肾双补方；中期以脾肾两虚、湿浊瘀阻者常见，常以扶正化浊活血汤来补益脾肾、活血泄浊；晚期患者症状严重，并发症诸多，治疗上多用化浊泻热活血解毒的复方大法，此期张教授还主张应适当顾护胃气，临床常用归芍六君子汤、加味甘露饮、中满分消丸加减化裁。当病情进一步恶化所致的急性肾衰竭，其主要病变在于肺、脾、肾三脏功能的失调，三焦气化失司，脾虚失运化之职，水湿内停；肾虚气化不利，浊不得泄，升清降浊功能紊乱；湿浊内停，日久化而为热、终成浊毒，浊毒入血，血络瘀阻致患，临床表现为脘闷痞满、食少纳呆、口黏犯恶、少寐烦热、舌苔厚腻、舌质紫暗、有瘀点或瘀斑等症。热毒血瘀使存在基础疾病慢性肾衰竭患者的体内浊毒蕴结更甚，气血瘀滞更重，最终形成西医学诊断上的"在慢性肾脏疾病基础上的急性肾衰竭"。张老善用解毒活血汤化裁，方中桃仁、红花、赤芍、当归俱为活血化瘀之品，四药同用，不寒不热，无凉遏之弊，共奏活血化瘀之功。连翘、葛根、生地、赤芍清热解毒，柴胡、枳壳疏肝行气，气行则血行。全方秉承解毒活血之法，临床中该方化裁随机辨证，治疗慢性肾脏疾病基础上的急性肾衰竭取得了满意的临床疗效。

第三章　梁群教授论寒地急危重症学术思想

梁群教授认为黑龙江地区的自然环境特点可归纳为：寒冷多风，且冬季漫长，气温极低。由于北方气候严寒，痹症、伤寒、胃脘痛、水肿、脱疽、冻伤等疾病最常见，也是危害龙江人民健康的主要原因。其生活饮食特点为：豪放饮酒，肉多菜少，腌制品较多等。酒肉者，皆属滋腻之品，易化生湿热，故可引起糖尿病、痛风等代谢性疾病。梁群教授总结得出，黑龙江地区的民众有外感多寒，内伤多痰湿的病机特点。寒邪致病，因其性为阴，易侵肌表，阻遏阳气，致气机阻滞；寒性收引，筋脉拳缩，致气血凝滞，盖湿者，有形之邪，其性黏腻、秽浊，易恋邪而停滞于某处，无论是停滞于经脉，还是停滞于脏腑，均可阻滞气机，气行则血行，气滞则血滞，气机不畅则血运不畅，气滞或血瘀可兼见，且寒、痰湿对气血也产生了不同程度的影响。

由此可总结出，龙江地区独特的地理环境、生活习俗、饮食文化等特点，会导致气病多郁，血病多瘀。因此在气血病的诊疗上形成了鲜明的地域特点，故面对此疑难杂症，寒地急危重症医学以此复法组方为原则。

梁群教授结合多年的临床经验，认为益气活血解毒法对寒地急危重症具有较好的治疗效果。益气药能扶助正气、增强抵抗力，起到祛邪外出的作用。临床常用人参、黄芪、党参、太子参、沙参等，可大补元气、健脾益肺、养心安神、固表止汗。同时有益气养阴之效的补益药，对于气虚及气阴两虚尤为适合。活血药可消散、攻逐体内瘀血，临床常用的活血药如乳香、三七、丹参、红花、五灵脂等；解毒药具有清火解毒之功，常用有川连、黄芩、黄柏、苦参、蒲公英、连翘、金银花、瞿麦、萹蓄、紫花地丁、败酱草、白花蛇舌草、白头翁、丹皮，以及中成药安宫牛黄丸、至宝丹等，能够清热除湿、泻火解毒、开窍醒脑。

（一）呼吸系统感染性疾病

北方寒冷、干燥的气候条件，肺部的毛细血管受寒冷而收缩，肺部纤毛运动变慢，使肺部清理细菌功能减弱，往往易诱发患者发生呼吸系统感染性疾病，如哮喘、肺炎等。

呼吸系统感染性疾病当属中医学"风温肺热病"范畴。其基本病机是"正虚邪郁、瘀热互结"，病位涉及肺脾肾。在疾病的发病过程中，肺脾气虚是发病的基础，肺气亏虚，卫外失固，外邪易侵袭肺卫，邪正相争则发热；邪气未解，转而入里，郁而化热，炼津成痰；热壅则血瘀，痰瘀互结，阻滞气机运行，气不散津，聚而成痰；痰浊阻滞脾胃，脾失健运，水湿聚而成痰，痰热瘀交织互结，最终导致肺脾气阴两虚。

（二）心脑血管疾病

寒地地区易受寒冷气候影响，每年冬春之季心脑血管疾病发病率高，尤其对于老年人，因不可控因素加上疾病原因，导致器官防御功能减退，这可能导致寒冷对老年人有更大的风险影响。血管受冷收缩，血流减缓，容易出现冠心病、房颤、心力衰竭及高血压、脑卒中等心脑血管疾病。

中医理论认为"心主血脉""气为血帅"，若心气不足则无力推送血液流动于脉内，血脉痹阻，从而引起一系列以气虚血瘀证为主的临床表现，故益气活血解毒法广泛应用在心系疾病中。此类患者往往多久病体虚，耗伤五脏阴精，导致气血虚损、卫表不固，使湿、热、毒邪乘虚而入，以致湿热瘀阻、气滞血瘀，且以高热伤津、毒瘀交结、迫血妄行为主要特征。早期为肺卫不宣的表现，症见恶寒发热、头身疼痛、咳嗽咳痰等，若正虚邪盛，温邪传入气分营分，表现为壮热，入夜尤甚，可见皮肤瘀斑，入血分而动血伤阴。日久热毒耗气伤阴，则见低热、汗出、消瘦等。阴损及阳，导致阳气虚弱、阳不化水，出现阳虚水泛、水凌心肺之征，表现为呼吸困难、腹水、双下肢肿。心主血脉，热毒之邪既损心之体，又伤心之用，使心气不足，鼓动无力，血流不畅而凝滞为瘀血，出现各种栓塞现象。

而缺血性脑卒中属于中医"中风"范畴。气为血之帅，气虚行血无力，瘀血阻于脉络，导致中风偏瘫，口眼㖞斜。历代医家对中风病因病机的认识各有不同，但总体以气虚为本、血瘀为标为主要病因病机，以及益气活血为其治疗大法，而得到多数医家们的认可。气虚血瘀证是导致中风的关键病机，研究益气活血解毒类方药对防治中风意义重大。补阳还五汤对脑缺血再灌注后的脑损伤具有脑保护作用，其作用机制与降低缺血性脑卒中后血脑屏障的通透性，抑制神经细胞的凋亡，增强细胞活性，抵抗自由基对神经细胞的损伤等密切相关。

针对心脑血管疾病的气虚血瘀病机，梁群教授认为治疗上应清热解毒、养血活血、益气养阴和营。中医应在辨证治疗的基础上选用具有清热解毒或药理研究表明具有杀菌、抑菌作用的中药，与西药联合可协同抗菌。如：黄连、黄柏、黄芩、大黄、厚朴、知母、连翘、银花、白头翁等；抗链球菌中药如：厚朴、大蒜、千里光、仙人掌、两面针、黄连、黄柏、知母等。起病即有正虚，随着温热之邪日盛而正气愈虚。因此治疗时在清营泻热的基础上加以益气养阴，心系疾病方用生脉散合炙甘草汤加减，脑系疾病可用补阳还五汤加减。患者随着病程的延长，正虚贯穿全程，治疗上人参因其大补元气功效得到重用；血在脉中运行不利形成瘀血，加之气虚无力推动血行，血运迟缓，阳虚失却温养，血脉凝滞，而使瘀血存在于整个疾病过程中，表现为各部位栓塞。梁群教授认为，针对血栓问题可以在益气温阳基础上给予养血活血之品。

（三）泌尿系统感染性疾病

寒地因气候关系，尤其是寒冬，人们新陈代谢变慢，排尿次数减少，致毒素在体内积累，易诱发泌尿系统感染性疾病，其症状主要为尿频、尿痛、排尿不畅、尿急、腰痛和尿黄等。冬季正是呼吸系统感染性疾病高发的季节，而细菌感染呼吸道也可沿血行至泌尿系统，导致泌尿系统感染性疾病高发。泌尿系统感染性疾病属中医"淋证"范畴，病位在肾和膀胱，涉及肝脾心等脏腑。

梁群教授认为其主要病机为肾虚湿热，气化不利。肾内寄藏元阴元阳，为一身气化之根本，尿液的生成和排泄均有赖于肾气的蒸腾气化，若湿热阻滞，膀胱决渎水道功能失常，则发此病。此外，与下焦湿热、湿热瘀阻、肾虚阴伤、肝胃不和与膀胱湿热等病机证候亦有关，提示尚存虚、湿、热、瘀等病理因素。因此，选用滋阴补肾、益气活血解毒法。泌尿系统感染前期主要表现为肾阴虚，而中后期则偏于肾阳虚或肾阴阳两虚，故补肾之法，有滋阴补肾、温阳补肾和阴阳双补之分。湿热阻滞，经脉气血不畅，则易致血瘀，"久病必瘀，久病入络"，故应活血通络。按其病因病机可分为膀胱湿热证、脾气亏虚证、肝郁气滞证、肾元亏虚证四个证型。

在 ICU 中，留置导尿管是对 ICU 病人最常见的操作，也是发生尿路感染数量最高的科室。ICU 患者的疾病病因复杂，生活环境复杂，导致导尿管相关尿路感染的原因也比较复杂。尿路感染包括肾盂肾炎、输尿管炎、膀胱炎及尿道炎。有时这四者很难区分。

如慢性肾盂肾炎是以细菌感染肾间质和肾盂、肾盏组织为主的慢性炎症。严重者可导致肾萎缩和肾功能障碍。病人常有尿路感染病史，其症状表现不典型，主要有腰酸、低热、夜尿频、尿常规发现白细胞、蛋白等。其病因病机为病久湿热耗伤正气，损伤脾肾，同时由于该病病程长，久病则多瘀，治疗上当益气、活血、解毒，攻补兼施。使用黄芪、茯苓等益气健脾，山药、黑豆、杜仲、牛膝等补肾滋阴，以弥补活血药、利湿药伤阴的弊端。牛膝、益母草、丹参等活血祛瘀，白茅根、车前草、忍冬藤等清热解毒利湿。临床可根据病情变化，随症加减中药的剂量，采用中西医结合的方式治疗慢性肾盂肾炎。能够迅速消除感染，还可以增强患者的免疫能力。

（四）全身感染性疾病

在寒地医学中，益气活血解毒法还可应用于脓毒症。脓毒症为机体对感染的异常反应引起的危及生命的器官功能障碍。中医学中没有脓毒症的概念，可将其归属于"外感热病""温毒""走黄""内陷"等范畴。其基本病机是"正虚毒损，络脉闭阻"，次级病机是络脉气血营卫运行不畅，毒热、痰浊内阻，从而导致各脏器损伤。脓毒症患者常虚实夹杂，既有热、湿、痰之实证，又有阳虚、气虚之虚证。

梁群教授认为脓毒症不断加重的病理过程可以用《温热论》的卫气营血理论进行解释。气分证病情轻、病位浅，而病邪入营入血时，病情危重，甚至发展为脱证、亡阴亡阳。梁群教授认为，脓毒症患者感染反应迅速，难以预测，对病情的评估可能存在延迟，因此提高对感染患者病情变化预测的准确性，成为临床工作的重点。中医整体观和对热病病邪传变规律的总结，使得中医辨证应用于急诊病情评估具有一定可行性，值得进一步探讨。

另外，外感毒邪与内生毒邪是脓毒症发展过程中的病理基础。外感毒邪大部分为致病微生物或病原体。脓毒症患者久病体虚，外感毒邪侵犯机体时，正虚毒盛，毒邪入里化热，生为热毒。热毒煎熬血液，气虚则血不行，滞于络脉，则生瘀血。热毒、瘀血、痰浊为内生毒邪。内生毒邪进一步堆积，阻滞脉络，可造成器官衰竭，甚至全身多系统的功能障碍，即其核心病机为"热""毒""瘀",以实证为主。因此,在治疗中,可联合清热解毒与活血化瘀两种治法。清热解毒法可以清理细菌,研究表明清热解毒法可通过降低炎症指标,对肺炎脓毒症初期起到很好的干预治疗作用;活血化瘀法可通过抑制血小板聚集,降低血液黏度,从而改善脓毒症患者的循环功能障碍。脓毒症休克期的核心病机为"虚",应采用扶正固脱的治法。研究表明使用生脉散、参附注射液等扶正益气的中药制剂后,脓毒症患者各项指标有明显的改善。

辨证论治是中医常见的诊治疾病的方法。尽管现代医学快速发展,医疗手段多样化,但由于疾病发展迅速,很多时候借助现代仪器的检查仍未能明确病因,严重的感染性疾病的死亡率依然居高不下。中医可通过辨证论治来审证求因、据因处方。益气活血解毒法正是对此的解读,是梁群教授通过观察寒地医学中感染性疾病发展过程总结出的基本治法,对寒地医学中感染性疾病防治方面具有非常重要的价值。因此我们应充分发挥中医辨证论治的优势,运用中药早期介入治疗。同时通过对单味药有效成分的提取以及通过组分配伍来发挥复方的优势,这些思路对于研发新药来治疗寒地医学的感染性疾病以及提高临床疗效均具有重要意义。

第四章　梁群教授论寒地急危重症经验特色

在寒地医学的创立与传承、发展与飞跃的过程中，梁群教授一方面传承寒地医学各家学说，另一方面根据寒地患者病理生理特征，追溯经典史籍，梳理整体脉络，组织工作团队，结合自身丰富临床经验，及寒地地理气候、自然环境、民众生活方式、性格习惯、常见病因病机等特点。总结出以"益气活血解毒法"治疗脓毒症及脓毒症相关脏器损伤性疾病。根据"正气存内，邪不可干""肺与大肠相表里"的基础理论，及"培土生金"法，提出以"肺、肠同治，兼取阳明法"治疗寒地脓毒症肺肠损伤等疾病。"温补心肾，活血化瘀法"治疗心血管疾病。"祛瘀通络，利水消肿法"治疗脑出血。并自拟中药制剂：化纤胶囊、益肺康心胶囊、中风1号等。随着临证经验的累积，总结出新理论、新方法，将寒地医学的继承与发展推向新的台阶。现将梁群教授对于寒地医学的经验继承与发展具体介绍如下：

（一）益气活血解毒法治疗脓毒症及脓毒症相关脏器损伤性疾病

脓毒症为机体对感染的异常反应引起的危及生命的器官功能障碍。在病程中，因感染导致宿主产生内稳态失衡，存在潜在致命性风险，因此格外需要紧急识别和早期干预。中医学根据脓毒症临床表现可将其归属于中医学"外感热病""温毒""走黄""内陷"等范畴。脓毒症发生的内在因素是正气不足，人体是否感邪以及感邪后是否发病，很大程度上取决于正气的盛衰。正气不足，邪气暴盛，导致机体脏腑功能失调，对机体形成危害而致本病发生。随着年龄的增加，患者免疫功能下降，脏器功能受损，容易诱发感染相关疾病。脓毒症的基本病机是"正虚毒损，络脉闭阻"，由于络脉气血营卫运行不畅，导致毒热、痰浊内阻，成为次级病机，进而各脏器受邪而损伤。脓毒症患者以虚实夹杂多见，虚证方面以阳虚、气虚多见，实证又有热、痰、湿的不同。阳虚者病死率可能更高，而实证患者可能在感染指标上较虚证患者更高。

根据脓毒症的发病机制及相关临床表现，梁群教授以益气活血解毒法为治则，研制出化纤胶囊。该方由经典名方八珍汤化裁而来，以益气扶正之要药黄芪为君，以党参、丹参、当归、川芎为臣，佐以白术、茯苓、熟地。黄芪得党参相助，可增其益气扶正之功；丹参、当归、川芎合用共奏活血化瘀解毒之效；茯苓、白术健脾除湿、顾护脾胃，共养"后天之本"；熟地补血养阴、填精益髓，以充"先天之本"；甘草补脾益气、祛痰止咳，和中调药。化纤胶囊对脓毒症并急性肺损伤患者或大鼠可起到调节免疫机制、改善凝血功能及预后、提高生存率的积极作用。川芎嗪是从中药川芎中提取的有效成分，具有清除氧自由基、抑制过度炎性反应及氧化应激等多种药理作用，可减轻肺水肿、改善预后。

（二）"肺、肠同治，兼取阳明法"治疗寒地脓毒症肺肠损伤等疾病

通过多年的研究，梁群教授认为肠道作为体内最大的"储菌库"和"内毒素库"，是受严重脓毒症影响最早和最严重的器官之一。当严重脓毒症导致胃肠道黏膜缺血缺氧，或过强的全身性炎症反应导致胃肠黏膜机械屏障、免疫系统、化学屏障、生物屏障（肠道微生态）等受到损伤或改变时，肠黏膜通透性就会显著增高，胃肠道内的细菌发生移位，内毒素、细菌等不断进入血液和淋巴液，使机体发生二次感染（肠源性感染）。现代脓毒症与肠道关系研究中，脓毒症会累及肠道引起微生态菌群失调而致病菌占优势，应用抗生素也存在加重肠道微生态失衡的可能，及增加机会性感染或二次感染概率的弊端，影响预后，菌群失调程度与内毒素水平及脓毒症严重程度关系密切，这从另一角度说明了大肠糟粕谓之毒邪。

由于肺为娇脏，最易受邪，脓毒症的发展极易造成脏腑功能障碍甚至衰竭，因此肺是脓毒症中最易受损的脏器，急性肺损伤/急性呼吸窘迫综合征（ALI/ARDS）即脓毒症在肺的体现。肺主气，朝百脉，主治节，肺通过血脉经络直接或间接联系全身气、血、津液以及各个脏腑，因此不论是肠病及肺或是毒邪犯肺，内外毒邪致病的这一过程能够迅速扩展至全身而成脓毒症。从解剖位置上看，肺与大肠是唯一一对与外界直接相通的脏腑，这种生理特性的一致性可能是致病过程的物质基础。

梁群教授认为肺与大肠相表里应是脓毒症辨证中的整体原则。肺主气，肺气肃降正常，机体气机运转正常则大肠传导糟粕的功能就不会失衡，糟粕毒邪也就不足以上犯于肺而致病，若肺与大肠功能出现障碍，肺系证候之痰热壅盛与肠系证候之肠热腑实呈正相关，则内生毒邪与其他致病因素与机体正气相争出现毒热证；肺主全身之气，主宣发肃降，大肠受肺之肃降助排糟粕，肺肃降不能，气的输布受阻，糟粕不出，气逆上犯，则机体气机紊乱。

因此，基于这种理论，梁群教授认为中药灌肠辅助治疗肺系疾病效果更好，大肠具有传导糟粕及吸收水液的功能，将药液滴入肠道后，大肠在吸收水液的同时也将药物有效成分同时重吸收到体内，同时可通过肺与大肠的表里关系直接作用于肺，且肺朝百脉，又可将药物有效成分输布全身，由此看来，中药灌肠与口服相比较，其作用更为快捷有效。此外，中药灌肠不经过上消化道，药物成分不受消化液影响，吸收快且吸收量大，药效发挥迅速，很大程度上提高了生物利用度，基本与静脉给药相同。中药灌肠方法简便，重症患者容易接受，对胃肠道刺激性小。中药灌肠治疗肺系疾病疗效确切。

（三）"温补心肾，活血化瘀"法——益肺康心胶囊治疗心血管疾病

寒地心血管疾病往往多是气候寒冷，暴寒伤阳，留下宿根，由外邪侵袭，肺失治节，故而导致心肺失调。梁群教授根据当地气候环境并结合多年的临床经验实践研发的益肺康心胶囊，在肺心病患者群体中饱受好评。益肺康心胶囊由黄芪、茯苓、蛤蚧、麦门冬、半

夏等药物组成。本方人参、黄芪为君，补肺益卫气，养血固脱，药理研究显示二药可加强心肌收缩，扩张血管，对肺心病可以起到明显改善作用。丹参、川芎、当归、茯苓、法半夏、厚朴、陈皮为臣。丹参、当归具有活血祛瘀、凉血消痈、安神之功。川芎既能活血祛瘀，又能行气开郁。三药合用可祛除体内的瘀血，又能使人体清阳之气从三焦直升于肺，鼓其阳气，疏其瘀滞，肺得以通调水道。川芎配伍黄芪、当归可益气，行气，化瘀生新。茯苓健脾化湿祛痰，培土生金，现代药理研究显示茯苓具有改善心功能和心肌缺血，降低血液黏度的作用。与法半夏、厚朴、陈皮相伍既能理气健脾化痰，又能调畅全身气机，使全方补而不滞。茯苓与人参、黄芪联合应用，培土固表，行气消水，明显改善肺心病患者本虚标实的证候表现。麦冬、干姜、葶苈子、蛤蚧、杏仁为佐药。葶苈子泻肺平喘，利水消肿。蛤蚧为血肉有情之品，填补真阴，纳气平喘。麦冬润肺养心，干姜温肺化饮，杏仁化痰平喘。炙甘草为使药，性甘平，归心、肺、脾、胃经，能益气补中、祛痰止咳、调和药性。诸药合用，使全方达到补肺气通血脉，益元气而养心神，畅肺气而排痰湿，从根本上针对肺心病患者疗毒不伤本，理气不添结，扶正补虚，标本兼顾，相得益彰。

（四）"祛瘀通络，利水消肿法"——中风1号治疗脑出血

梁群教授根据多年临床经验认为脑出血的形成为瘀血阻滞于脑络所致，血不循经则为瘀血。瘀血贯穿于脑出血发病的始终。故活血化瘀法作为脑出血急性期的用药法则时，合理的君臣佐使配伍能达到救治目的。中风1号是梁群教授根据脑出血患者的临床表现及证候特点所研发出来的，该方是由水蛭、生大黄、泽泻等药物组成，临床应用中有很好疗效。其中水蛭功擅破血、逐瘀消癥。大黄有活血祛瘀之效，可用于血不循经出现的脑出血。泽泻可利水渗湿泄热，减轻脑水肿降低颅内压。三七粉化瘀止血使瘀血不留于络。生地黄清热养血，养阴生津。水蛭为君，生大黄为臣，其余为佐使药，诸药共奏活血祛瘀之功效。

在寒地医学发展过程中，梁群教授既继承了前辈名医们的学术思想，又根据时代的变化，不断进行创新，针对东北人民的体质与疾病发生发展特点，使寒地医学在新时代不断焕发出生机。

下 篇

▶ 寒地急危重症
经验介绍

第五章　厥　脱

　　厥脱指临床出现以昏厥、面色苍白、四肢厥冷、大汗淋漓、呼吸衰微、表情淡漠或烦躁不安、脉沉伏或细弱甚或脉微欲绝、血压急剧下降等为主要特征的一系列急危重症状，是元气耗竭，阴阳离决之危重证候。可因邪毒内陷营血、外毒侵袭，或大汗、大吐、大泄、大失血，以及劳倦内伤、过分惊恐等，引起气血运行障碍、阴阳之气不相顺接、气机逆乱所致。

　　早在《内经》中，就已经存在关于厥证的记载，且有诸多论述，从症状入手，可以分为以下两种情况：其一，指的是患者突然出现晕倒、不省人事等症状。正如《素问·厥论》所言："厥或令人腹满，或令人暴不知人，或至半日远至一日乃知人者何也？"《素问·大奇论》亦认为："暴厥者不知与人言。"其二，指的是患者出现了肢凉、双手、双足逆冷情况。如《素问·厥论》说："寒厥之为寒也，必从五指而上于膝者何也？"汉代张仲景继承了《内经》中手足逆冷为厥的论点，在《伤寒论·辨厥阴病脉证并治》指出："凡厥者，阴阳气不相顺接，便为厥。厥者，手足逆冷者是也。"

　　最早在《灵枢·决气》就已经存在关于脱证的记载，其云："精脱者，耳聋；气脱者，目不明；津脱者，腠理开，汗大泄；液脱者，骨属屈伸不利，色夭，脑髓消，胫酸，耳数鸣；血脱者，色白，夭然不泽；[脉脱者，]其脉空虚，此其候也"（《针灸甲乙经》在"其脉空虚"之前补"脉脱者"三字），指出了精、气、津、液、血、脉六气之脱。《素问·热论》言："五脏六腑皆受病，荣卫不行，五脏不通，则死矣"，"阳明者十二经脉之长也，其血气盛，故不知人，三日其气乃尽，故死矣"。这些古籍经典清晰而深刻地揭示了厥脱病因、病机、病位、预后，厥脱病位在五脏六腑；病机为荣卫不行，循环衰竭；而厥脱预后不良，为五脏不通，而致死亡。与此同时，若因阳明脾胃受病而导致的胃气败绝者，病情危笃，甚则三日其气乃尽。

　　不论厥证或脱证，都以四肢厥冷为主要症候，与现代医学的休克论述基本相符。感染性休克为邪毒内陷之急危重症，脏腑功能紊乱，气血津液失调，使得维持人体正常生命活动的阴阳之气受阻，即可发生厥脱。

一、名家经验集成

（一）张锡纯治疗厥脱的经验

　　张锡纯认为，厥脱大体上分两类：其一，按阴阳分类；其二，按病证虚、实分类。在此基础上，张老先生再次将其细分，分化为上脱、下脱、外脱三种，正如先生所言"今但即脉以论，如此证脉弱若水上浮麻，此上脱之征也，若系下脱其脉即沉细欲无矣，且元气上脱下脱之外，又有所谓外脱者，周身汗出不止者是也"，简而言之，老先生是以厥脱产生的机理和厥脱病理过程中气机的运行趋势为标准进行划分的，可以理解为，上脱者，即失于镇摄且病势趋上而脱；下脱者，即失于固摄且病势趋下；外脱者，即失于内守且病势向外。这种将病势与病机紧紧结合在一起的分类法，融病势、病性为一体，简单明了，紧扣本质，便于认识和掌握。从脉象所主的病证看，张氏所指之上脱病机为阴不制阳，气机上越；下脱病机为阳虚失于摄纳；外脱则以气虚失于固外为病机。

1. 上脱

上脱往往有喘逆气促等症状，存在欲脱之势。患者满闷之感因胃气不降所致，而肾虚不摄，冲气上干正是导致胃气不降的原因。因此，对于此类病症，应采取重镇之治则，平冲降逆，如治疗肾虚失于摄纳，冲气上干，喘逆气促将脱，属参赭镇气汤证，治宜选用代赭石、芡实、山药、山茱萸、生龙骨、牡蛎、白芍、苏子共8味，以适量水煎药，汤成去渣取汁温服，每日2次。用人参补中益气，代赭石降逆平冲，生龙骨、生牡蛎潜镇收敛，芡实、山药健脾补肾纳气，白芍、山萸肉平肝敛阴，苏子降气平喘。本方源于张仲景旋覆代赭石汤，张锡纯云："参赭镇气汤中人参，借赭石下行之力，挽回将脱之元气，以镇安奠定之，亦旋覆代赭石汤之义也。"

久病迁延难愈，症见咳喘频频、呼多吸少、动则尤甚，与四肢乏力、头晕、动则出汗、语声低微等气虚症状并现，临床具体体现为胸闷气短，心悸怔忡，咳嗽咳痰，咳吐白色泡沫样痰，质地清稀，另见夜尿频多，小便清长，面色少华，色紫暗，口唇青，舌淡脉沉细数无力，为肺肾气虚外感型偏寒者，治宜原方加补骨脂、细辛、麻黄，以适量水煎药，汤成去渣取汁温服，每日2次。

症见神情呆滞，智力下降，或见哭笑不能自控，喃喃自语者；又或终日不语，呆若木鸡，伴饮食欠佳，腹部胀痛，痞满不适者；或有口中涎沫增多，头重如裹，舌质淡，苔白腻，脉滑之痰浊闭窍者。治宜豁痰开窍，健脾化浊，原方加片仔癀、胆南星、石菖蒲，以适量水煎药，汤成去渣取汁温服，每日2次。

症见腰膝酸软，自觉耳内如蝉鸣，面浮肢肿，下肢尤甚，腰部以下皮肤按之没指，畏寒甚则恶寒，心下痞满，自觉腹胀，或见心悸气短，咳喘难愈，喉间或闻及痰鸣音，二便欠佳，大便溏结不调，小便短少，舌淡苔白滑，舌边齿痕，脉沉迟无力，为心脾阳虚水泛者。治则温肾助阳，化气利水，治宜原方加附子、桂枝、泽泻、车前子，以适量水煎药，汤成去渣取汁温服，每日2次。

症见面色晦暗，喘息至气不得续，咳嗽痰多，痰色白质黏，难以咳出，心悸气短，胸部胀闷，腹部胀满，肢肿难消，甚或见呕吐鲜血、便中带血或黑边、口腔及眼睑等各处皮肤黏膜出血渗血，舌质紫暗夹瘀斑、瘀点，为热瘀伤络者。治则：清肺利痰，活血通络，治宜原方加丹皮、丹参、赤芍、水牛角，以适量水煎药，汤成去渣取汁温服，每日2次。

2. 下脱

下脱其病势趋下，症可见胸中大气下陷，其气短，不足以息；或喘促；或气息欲绝，危在旦夕。兼见往来寒热，又或咽干欲饮，心中满闷，自觉怔忡，或症见神识昏蒙，痴呆健忘，脉沉迟微弱，关前尤甚。更有甚者，可见六脉不全，因而，应采用升提之法，逆转下陷之势，如治疗胸中大气下陷气短、气息将停之代表名方升陷汤。

本方由补中益气汤去人参、白术、甘草、陈皮，加知母、桔梗而成。方中主药黄芪重用，大补肺气，升阳举陷；辅以桔梗载药上行，升麻、柴胡升提举陷；佐以性味苦寒的知母，用来制约黄芪的温热之性。诸药合用，共奏益气升阳举陷之功。《医学衷中参西录》记载："升陷汤，以黄耆（即黄芪）为主者，因黄耆既善补气，又善升气……惟其性稍热，故以知母之凉润者济之。柴胡……能引大气之陷者自左上升。升麻……能引大气之陷者自右上升。桔梗为药中之舟楫，能载诸药之力上达胸中，故用之为向导也。"

以气短不足以息，脉沉迟微弱为据，至其气分虚极下陷者，酌加人参、山茱萸，以培气之本也；或更加萸肉，以防气之涣也。至大气下陷过甚，若有少腹坠痛者，其人之大气直陷至九渊，必以升麻之大力者升提之，故又加升麻五分或倍作二钱也。阴虚不足者，加麦门冬、生地黄。

3. 外脱

外脱病势向外，大病愈后不能自复，症见寒热往来，虚汗淋漓；或但热不寒，汗出而热解，须臾又热又汗，目睛上窜，势危欲脱，或喘逆，或怔忡，或气虚不足以息。多采用收敛固涩之法，治宜固涩止汗，益气敛阴，选用来复汤：山萸肉、生龙骨、生牡蛎、生白芍、野合参、炙甘草，水煎，分2次温服，每日1剂。

《神农本草经》记载，山茱萸属中品，并不与参、术并列。在临床应用中发现，山茱萸的回阳救脱功效明显优于参、术。山茱萸不单独治肝，而是兼顾人体周身阴阳气血，当患者出现气血即将离散的危急状况时，山茱萸收敛气血之功效展露无遗。因此，救急固脱的药品当中，山茱萸当属第一位。张锡纯在《医学衷中参西录》中记载："凡人元气之脱，皆脱在肝。故人虚极者……虚极亦为寒热往来，为有寒热，故多出汗。"因而，素体虚弱的患者，元气将脱之际，势必肝风先动。与此同时，肝与胆相表里，少阳胆腑为病，必兼往来寒热；厥阴肝脏虚极，亦见往来寒热，故而汗出增多。张锡纯在《医学衷中参西录》中道："历观以上诸案，则萸肉救脱之功，较参、术、芪不更胜哉！"《神农本草经》也有云："山萸肉能敛汗，又善补肝，故用于肝经虚极、元气欲脱之寒热往来、大汗淋漓之症有效。"

若患者心阳衰微，元阳欲脱，则出现冷汗淋漓，四肢厥逆，面色苍白，呼吸微弱等诸多危象证候；或可见心悸怔忡，心胸大痛，神志昏蒙，唇色青紫，另见舌紫暗，脉微欲绝等诸多心阳虚之证候。治宜选用来复汤去苏子，水煎，分2次温服，每日1剂。

若症见心慌、胸闷、气短、面色苍白等，肾阳虚的表现主要有腰膝冷痛、畏寒肢冷、足跟痛、泄泻、夜尿频多之心肾阳虚证。治宜温补阳气，振奋心阳，选用来复汤原方加肉桂、茯苓、泽泻、葶苈子、桑寄生，水煎，分2次温服，每日1剂。

若症见肾阳虚衰，治宜温阳补肾，加淫羊藿、补骨脂、桑寄生；症见脉络瘀阻，治宜活血通脉，加丹参、川芎、赤芍；症见心肺两虚，治宜强心泻肺平喘，加葶苈子、紫苏子；症见痰热互结，治宜清化热痰，加芦根、桃仁、冬瓜仁、薏苡仁、鱼腥草、蒲公英；症见痰蒙神窍，治宜醒神开窍加菖蒲、郁金、天竺黄。

（二）国医大师颜德馨治疗厥脱的经验

颜德馨老先生作为国医大师，成为了第一批国家级非物质文化遗产名录中医生命与疾病认知方法的传承人之一，经过数十年对疑难杂症深入的临床研究，颜老的学术思想更推崇气血学说，诊治疑难杂症以"气为百病之长""血为百病之胎"为纲。疑难杂症在病程上表现为迁延难愈、缠绵日久，在证候上表现出复杂多样的特点，颜老提倡"久病必有瘀、怪病必有瘀"的理论，并提出"疏其血气，令其条达而致和平"是治疗疑难杂症的主要法则，创立"衡法"观点，为诊治疑难杂症建立了一套理论和治疗方法。颜老认为，在临床上，现代医学的各种类型休克，可参照中医之"厥脱"辨证治疗。

1. 厥脱危象，区别"决""夺"

厥脱是指临床出现四肢厥冷、昏厥、呼吸微弱、脉象微细或沉伏、冷汗淋漓等一类危重证候，它类同于西医学的以周围循环灌注不良为特征的休克证候群，以及晕厥、虚脱等。

对于厥脱的讨论中，厥，辨证重点在邪气，对寒厥，治宜温，对热厥，治宜攻；而脱，辨证重点在于元气，因此，寒则救阳，热则治阴。与此同时，厥、脱两证之间的转化规律也至关重要：厥为脱证的前兆，脱则为厥证的骤变。中医学认为，厥者，"决"也，当阴阳二气不相顺接、阴阳离决之时，则发而为厥；脱者，"夺"也，当虚衰至极致时，阴竭阳脱，正气劫夺。

仲景有云："阴中于邪，必内栗也。表气微虚，里气不守，故使邪中于阴也""阴气为栗，足膝逆冷，便溺妄出。表气微虚，里气微急，三焦相溷，内外不通"。可以理解为，所谓邪，可分为内邪和外邪，外感六淫为外邪入侵，或寒邪直中，又或邪传里化热，正不胜邪均可导致厥的发生。若症见自利而口不渴，四肢厥逆，则为寒邪直中太阴厥；若症见往来寒热，脉弦细，则为厥阴寒热错杂厥；传经邪热有三阳合病，脉洪，昏昧，面垢谵妄的热厥；有胃家实如见鬼状，循衣摸床之阳明实热厥；有邪伏少阴，劫津灼液之少阴热厥。内邪则常出现三焦气化郁遏，营卫不通，升降受制。凡六淫七情阻塞通调之机，病变集中于中焦者恒多，以中焦为气机升降枢纽，亟如仲景所言"中焦不治，胃气上冲，脾气不转，胃中为浊，营卫不通，血凝不流"，乃邪气内乱，外现厥象。

元气劫夺，在《灵枢·五禁》中有论述："形肉已夺，是一夺也；大夺血之后，是二夺也；大汗出之后，是三夺也；大泄之后，是四夺也；新产及大血之后，是五夺也。"精气夺则虚，脏腑失营，经隧空乏，正气散乱，脱象遂见，有阴脱阳脱之辨。

2. 清下回厥，通阳救逆

想治疗厥证，首先要了解厥的特点。厥，共同特征为手足四肢逆冷。而不同点在于兼症。热厥常伴随口渴欲饮、谵妄、燥热、脘腹部灼烧感，或见大便秘结、小便赤黄、便下臭如败卵、舌苔黄燥、脉数等阳证；寒厥往往表现出一派寒象阴证，如表情淡漠、畏寒怕冷、蜷缩不移、全身冰冷、小便少、下利清谷、面色暗淡等，舌脉同样表现出阴证特有的舌淡苔白、脉微欲绝。《素问·厥论》谓："阳气衰于下，则为寒厥；阴气衰于下，则为热厥"。

人体感受外界六淫之邪，感而受病后，邪气入里所导致的厥，有三大治则——通下、泻热、开窍。张仲景的白虎汤和承气汤对于治疗邪实热盛及阳明腑实有指导性意义，可谓准绳，后来出现的增液承气汤、宣白承气汤、陷胸承气汤、牛黄承气汤及新加黄龙汤等，也都有各自的特点，在治疗由于阳明热结转而向上扰乱心神所致的昏厥上，效果十分显著，临床治愈率颇高。著名的"凉开三宝"在治疗危重症方面，特别是因热陷心包导致的厥证，疗效显著。"凉开三宝"指紫雪丹、至宝丹、安宫牛黄丸，在药物组成方面，大多以芳香辟秽、清热解毒、开窍定痉为主。其中，紫雪丹的退热解痉功效最佳，对于高热导致的昏迷、抽搐，首选紫雪丹；而至宝丹在治疗热陷心包证的同时，具有安神、醒脑、定惊的功效；现代医学中应用最广当属安宫牛黄丸，其制剂"清开灵注射液""牛黄醒脑注射液"对于中风昏迷及脑炎、脑膜炎、中毒性脑病、脑出血等高热惊厥、神昏谵语病症，治愈率高。若应用"凉开三宝"后，效果仍不明显，改良剂型的加入则是一个重大突破。对正气尚存，热毒鸱张类病例，抢救成功率颇高；对正不敌邪者，主张"有是证，用是药"，不必为正虚有太多顾虑，往往背水一战，邪去正安。

现代医学定义下的感染性休克可以被认为是中医学范畴下的邪毒内陷之急危重症，具体可表现为，原本高热的患者，体温骤降，甚则低于 36℃，在体温不再升高的情况下，患者仍有烦躁、焦虑、激越，或精神萎靡、面色苍白、口唇发绀、呼吸加快、脉搏细数、四肢冷过于肘膝等危重证候，这些都是气机逆乱，正气极度虚衰，无法胜邪的表现。此时治宜采用著名医家王清任的代表方——回阳救急汤。王清任认为，温阳不如通阳，客邪不如救逆。王氏方下原附歌诀："急救回阳参附姜，温中术草桃红方。见真胆雄能夺命，虽有桃红气无伤。"认识到厥逆与血瘀有直接关系，并指出桃仁、红花活血而不耗气，亦可用于虚候，颇具卓见。此方以通阳救逆见著，气血通活，厥逆自罢。

3. 调畅荣卫，顺接阴阳

人体气机上下不能通达，往往是三焦气机逆乱导致的，脏腑因内外不调而失和，阴阳二气失于和谐，整体平衡性遭到破坏，气血逆乱，主客交溷。气乱于内，则厥见诸外。众所周知，三焦是人体调节气机升降的重要枢纽、津液输布的通道，需要依赖营卫二气的宣发肃降维系功能，因此，当三焦气机闭塞时，首先应调和营卫。休克期间，阴与阳不能起承转合、互相顺接，主要因营卫不和导致。从营卫相干到营卫不利，继之则营卫俱劳，气滞血瘀之象达于极点，气滞则水津不行，血不利则为水，水湿瘀血等病理产物的堆积更加重气机的阻塞，最终导致阴阳不相顺接。

以临床常见的心源性休克、急性下壁心肌梗死为例，往往从心前区压榨样疼痛到昏厥只在数分钟之内，继而出现胸闷胸痛、面白肢冷、口唇发绀、冷汗淋漓等症状。遵循"损其心者，调其荣卫"立法，创制厥脱返魂汤：附子、干姜、炙甘草、党参、麦冬、五味子、丹参、川芎、红花、石菖蒲、降香、黄精、万年青。

营卫不利，出入升降之机孤危之际，唯有振奋胸中大气，阴霾一散可望营卫渐通，阴阳来复。方从通阳、益气、开凝、破结诸法联用，故用之抢救，每能起死回生，取名"返魂"，本诸"气复返则生"大旨。

4. 敛阳固脱，以期升压

在对脱证的药物治疗方面，需考虑温性药物的护阳、敛阳、涵阳功效，以期少少徐徐生起。颜老擅用附子，因为附子走而不守的特性决定了其不知配伍，大剂单行，往往偾事。同时，附子大温大热，上能助心阳以通血脉，下能扶肾阳以济真火。特别值得注意的是：治脱，"温之收敛"；治厥，"温之以通"，两者有着原则上的区别。

当微末循环停滞的时候，为了使其活跃起来，此时需要升压，因此创立的升压汤（附子、黄精、升麻、炙甘草）和稳压汤（附子、黄精、炙甘草），临床疗效喜人。这其中，升压汤的升压效果更快、更强，而稳压汤的优点则在于升压效力平缓、持久。实验室研究方面准备开展对豚鼠离体心脏冠脉流量及心肌收缩力观察和脑、肾、肺等重要脏器的血流量观察，进一步弄清其药理作用。

5. 急摄真阴，意在复脉

人作为一个整体，阴阳之中复有阴阳，而抱阴负阳的本质决定了阴阳之间相抱而不脱，因此，当虚阳上越欲脱之际，势必有阴随之向下吸引，欲使其不脱；真阴不存而欲下脱之时，同样有阳附之向上。正常生理状态下，阴阳平衡，而当人体感病时，阴阳不相平衡，有所偏颇，当到一定的临界点时，则达到脱的程度。真阴耗竭多见于封藏不固，精髓不足，积羸之体，加之失血、失液之后。症见突然昏厥，面色惨白，口唇失荣，四肢震颤，目陷口张，呼吸微弱，肢冷脉芤。当其时亟宜摄住真阴，则不致气随血（液）脱，庶可免于殆败。吴鞠通《温病条辨》下焦篇诸方，如加减复脉汤、大定风珠、救逆汤、黄连阿胶汤等辨证投药，总以厚味填补为事。

二、病 因 病 机

梁群教授认为，厥脱一词中，"厥"即脱之轻证，而"脱"是为厥之变证，二者常同时出现，极少会出现完全分开的情况。究其病因，主要是外感温邪或疫毒，或是寒邪化热入里，邪毒内陷营血，消耗阴津与气血，导致正气大亏、气血逆乱；或因汗、吐、下、亡血失精、创伤、中毒、药物失宜等耗气伤阴；或久病脏腑虚弱，复遇外邪入侵、饮食失宜、情志刺激等因素，使脏腑气血阴阳更加损伤，以致正气耗脱，终至厥脱。

其病理性质常因体质、病机转化等不同而出现虚实之别。厥脱之实证多为气盛而有余，导致气逆，血随其气上冲，或夹痰浊、瘀血壅滞于上，以致清窍闭塞，不省人事；厥脱之虚证则因气不足，因虚而致的清阳不升，气陷于下，或大量出血，气随血脱，血不上达，气血一时不相顺接，以致神明失养，不知人事。

厥脱的基本病机为气血运行障碍,阴阳之气不相顺接、气机逆乱所致。正如《景岳全书》所说:"厥逆之证,危证也。盖厥者,尽也,逆者,乱也。即气血败乱之谓也。"气厥常因情志变动而引发。情志的剧烈改变最易影响气机运行,轻则气郁,重则气逆,逆而不顺。气盛有余之人,骤遇恼怒惊骇,气机上冲逆乱,清窍壅塞而发为气厥实证;素来元气虚弱之人,加之劳累饥饿等诱因,气机不相顺接,中气下陷,清阳不升,神明失养,而发为气厥虚证。气与血阴阳相随,互为资生,互为依存,气血的病变互相影响。素有肝阳偏亢,遇暴怒伤肝,肝气上逆,血随气升,气血逆乱于上,发为血厥实证;大量失血,血脱则气无以附,气血不能上达清窍,神明失养,昏不知人,则发为血厥虚证。由于肝气郁结,木旺乘脾;或饮食不节,痰浊内生,猝遇情志刺激而致气机逆乱,痰随气升,发为痰厥。由于暴饮多食,食滞中脘,胃气不降,气逆于上,清窍闭塞,而发为食厥。

厥脱之病理转归主要有三:一是阴阳气血不相顺接,进而阴阳离决,发展为厥脱之死证。二是阴阳气血失常,或为气血上逆,或为中气下陷,或气血痰瘀内闭,气机逆乱而阴阳尚未离决,此类厥脱或生或死,取决于正气来复与否及治疗措施是否及时得当。若正气来复,治疗得当,则气复返而生;反之,则气机逆乱加重,不复返而死。三是表现为各种证候之间的转化。

三、辨 证 论 治

(一)气阴耗伤证

症状 精神萎靡,面色苍白,气短息促,心烦口渴,汗出热黏或汗出肢冷,甚则大汗淋漓,神昏。

舌象 舌红或淡红苔薄白。

脉象 脉细数无力,或见脉散大。

分析 阴气虚损不足,日久影响阳气化生,阴损及阳,导致脾阳不振,肺气虚衰,肺脾两虚,肺气不清,脾虚不健,故见精神萎靡,气短无力,息粗懒言;脾虚运化功能失调,故见纳少神疲;气阴耗伤,无以上荣于面,机体失养,故见面色苍白;舌质光淡,苔薄,脉细数无力、散大则为气阴耗伤之象;气阴不得续,进而发展为神昏。

治法 益气固脱,敛阴生脉。

处方 生脉散加减。人参30g,甘草15g,麦冬25g,五味子15g,粳米15g,白术15g。以适量水煎药,汤成去渣取汁,温服,每日2次。

方解 方中人参甘温,益元气,补肺气,生津液,是为君药。麦门冬甘寒养阴清热,润肺生津,用以为臣。人参、麦冬合用,则益气养阴之功益彰。五味子酸温,敛肺止汗,生津止渴,为佐药。三药合用,一补一润一敛,益气养阴,生津止渴,敛阴止汗,使气复津生,汗止阴存,气充脉复。粳米补中益气,益胃生津;甘草、白术则养血柔肝,使全方清补融合,以治阴虚之本,调和药效,并使药效长久,是为佐使药。

（二）真阴衰竭证

症状　神志恍惚，心悸或慌乱，面色潮红，汗出如油，口渴欲饮，饮不解渴，或见身热烦渴，四肢温暖。

舌象　舌光干枯无苔。

脉象　脉虚数或结、代。

分析　在病久而阴液亏虚基础上的进一步发展，也可因壮热不退、大吐大泻、大汗不止、严重烧伤致阴液暴失而成。由于阴液欲绝，或仍有火热阳邪内炽，故见神志恍惚，心悸或慌乱，汗出如油，脉虚数，身灼烦渴，舌光干枯无苔；阴竭而阳热亢盛，因此可见面色潮红，口渴欲饮，饮不解渴，或见身热烦渴等证候。

治法　育阴潜阳，复脉救逆。

处方　三甲复脉汤加减。炙甘草 18g，地黄 18g，白芍 18g，麦冬 15g，生牡蛎 15g，鳖甲 24g，阿胶 9g，生龟板 30g，麻仁 10g。以适量水煎药，汤成去渣取汁温服，每日 2 次。

方解　本方中阿胶滋阴养液，善于息内风，为主药。地黄、白芍、麦冬滋阴柔肝；龟板、牡蛎、鳖甲滋阴潜阳，善于镇痉厥，均为辅药。炙甘草补心气以复脉，与白芍配伍，酸甘化阴，以增强滋阴息风之力；麻仁养阴润燥，共为使药。诸药合用，温而不燥，补而不滞，共奏育阴复脉之功效。

（三）阳气暴脱证

症状　神志淡漠或神志不清，面色苍白或青灰，心悸怔忡，胸闷气短，冷汗淋漓，四肢厥冷，息促气微，体温不升。

舌象　舌淡苔白。

脉象　脉细微欲绝，或不能触及。

分析　心气虚则心中空虚惕惕而动，故见心悸怔忡；心气不足则胸中宗气运转无力，故胸闷气短；汗为心液，心气虚则易于汗出；气虚不能养神，故神倦；动则耗气，心气更虚，故活动后诸症加重；气虚则血运无力，不能上荣于面与舌，故面色淡白，舌淡苔白，血行失其鼓动故脉虚。病情进一步发展，损伤心阳，阳气不能温煦肢体故畏寒肢冷，面色苍白；舌淡胖，苔白滑，为阳虚寒盛之象；阳虚无力推动血行，脉道失充，故脉微细或结代。心阳暴脱不附阴，宗气泄，故呼吸微弱，阳气衰亡不能固表则冷汗淋漓，不能温煦肢体故四肢厥冷；阳气亡，无力推动血行，血不荣肌肤故面色苍白，口唇青紫，脉微欲绝；神随气散则神志模糊，甚至昏迷。

治法　回阳救逆。

处方　当归四逆汤加减。当归 15g，桂枝 9g，芍药 9g，细辛 3g，通草 6g，炙甘草 6g，大枣 8 枚。以适量水煎药，汤成去渣取汁温服，每日 2 次。

方解　本方原治手足厥冷，脉细欲绝之证。治疗阳气暴脱所致厥脱，既要温经散寒，又要养血通脉。本方以桂枝汤去生姜，倍大枣，加当归、通草、细辛组成。血虚寒凝，故用甘温之当归，归经入肝，补血和血，为温补肝经要药；桂枝辛温，温经通脉，以祛经脉中客留之寒邪而畅通血行，两味共用为君，是养血温通之法。以白芍、细辛为臣，白芍养血和营，与当归相合，补益营血，与桂枝相伍，内和气血；细辛辛温，外温经脉，内温脏腑，通达表里，以散寒邪，可助桂枝温经散寒。通草为佐，以通经脉。甘草、大枣味甘，益气健脾，调和诸药，重用大枣，既助归、芍补血，又防桂、辛之燥烈太过，免伤阴血，是以为使。诸药合用，温而不燥，补而不滞，共奏温经通脉之功效，使阴血充，客寒除，阳气振，经脉通，手足温而脉亦复。

（四）热毒炽盛证

症状 神识不清，可见突发昏厥，或见斑疹、痈肿疔毒，兼见壮热，口干口渴，烦躁。

舌象 舌红苔黄燥。

脉象 脉沉细数。

分析 证乃实热火毒充斥三焦所致。火毒炽盛，内外皆热，上扰神明，故烦热、错语；热伤络脉，血溢肌肤，则为发斑；热盛则津伤，故口燥咽干；热壅肌肉，则为痈肿疔毒；舌红苔黄，皆为火毒炽盛之证。综上诸证，皆为实热火毒为患。

治法 清里泻热解毒。

处方 黄连解毒汤加减。黄连9g，黄芩6g，黄柏6g，栀子9g，知母9g，甘草10g。以适量水煎药，急服。

方解 本方中以大苦大寒之黄连清泻心火为君，并且兼泻中焦之火；臣以黄芩清上焦之火；佐以黄柏泻下焦之火，知母清热泻火，除烦止渴。使以栀子清泻三焦之火，导热下行，引邪热从小便而出。诸药合用，苦寒直折，三焦之火邪去而热毒解，诸证可愈。

（五）气滞血瘀证

症状 手足不温，表情淡漠或不省人事，兼见口唇青紫，胸痛或头痛日久不愈，痛有定处，如针刺，皮肤瘀斑，腹胀，心悸怔忡，潮热胸闷，气促。

舌象 舌紫暗，或见瘀斑，苔白。

脉象 脉沉细涩或结、代。

分析 血瘀胸中，气机阻滞，清阳郁遏不升，则口唇青紫，胸痛、头痛日久不愈，痛如针刺，且有定处；阳气内郁，不能达于四末，而见手足不温；胸中血瘀，影响及胃，则见腹胀不适；瘀久化热，则内热瞀闷，入暮潮热；瘀热扰心，则心悸怔忡，失眠多梦；郁滞日久，肝失条达，故急躁易怒；至于唇、目、舌、脉所见，皆为瘀血征象。

治法 理气开闭，活血通脉。

处方 四逆散合血府逐瘀汤加减。柴胡6g，芍药6g，枳实6g，甘草6g，红花9g，当归9g，枳壳6g，桃仁12g，牛膝9g，川芎5g，桔梗5g，生地黄9g。水五茶碗，煮取二碗，分二次服。

方解 本证多由外邪传经入里，瘀血内阻胸部，气机郁滞，不得疏泄，阳气内郁所致，治疗以透邪解郁，疏肝理脾为主。方中取柴胡入肝胆经，升发阳气，疏肝解郁，透邪外出，为君药。白芍敛阴养血柔肝为臣，与柴胡合用，以补养肝血，调达肝气，可使柴胡升散而无耗伤阴血之弊。佐以枳实理气解郁，泻热破结，与白芍相配，又能理气和血，使气血调和。使以甘草，调和诸药，益脾和中。桃仁破血行滞而润燥，红花活血祛瘀以止痛；赤芍、川芎助君药活血祛瘀；牛膝活血通经，祛瘀止痛，引血下行，共为臣药。生地、当归养血益阴，清热活血；桔梗、枳壳，一升一降，宽胸行气；柴胡疏肝解郁，升达清阳，与桔梗、枳壳同用，尤善理气行滞，使气行则血行，以上均为佐药。桔梗并能载药上行，兼有使药之用；甘草调和诸药，亦为使药。合而用之，使血活瘀化气行，则诸症可愈，为治气滞血瘀证之良方。

四、病 案 举 例

病案 1

王某，女，76 岁。初诊日期：2017 年 12 月 21 日。

患者 1 个月前不慎跌仆后卧床，后出现鼻塞、流涕，家属未重视，后因出现咳嗽、咳痰、发热、血压下降在某三级医院经抗生素、抗休克及对症支持治疗后，效果不佳。今发热不退，意识不清，不能言语，急送至龙华医院急诊。患者有高血压病病史。入院时昏睡状，意识欠清，呼之不应，张口呼吸，四肢干冷，无小便，血压 80/60mmHg，SaO₂ 60%，两肺满布干湿啰音。急诊血常规示：WBC 20.25×10^9/L，N% 92.3%，RBC 3.58×10^{12}/L，Hb 110g/L，CRP 164.72mg/L。胸部 CT 提示双下肺炎症。

中医诊断 厥脱（阳气暴脱证）。

西医诊断 脓毒症休克；肺炎。

治法 回阳固脱，清解热毒。

处方 参附汤合四逆汤合来复汤加减。人参 40g，制附子 40g，桂枝 30g，黄芪 60g，熟地 20g，山茱萸 45g，山药 40g，红景天 30g，蒲公英 20g，生大黄 15g，龙骨 25g，牡蛎 25g。4 剂，每日 1 剂，水煎服。

二诊（2017 年 12 月 25 日）：4 剂后，患者咳喘渐平，身热已退，血压趋稳。后出现气短咳嗽，腰膝酸冷，纳差便溏，便质黏腻不爽，舌淡，苔白腻，脉虚。梁群教授辨证施治，予以参苓白术散加减。党参 25g，炒白术 15g，薏苡仁 25g，肉豆蔻 5g，炮姜 10g，炙甘草 12g，茯苓 20g，白扁豆 15g，桔梗 10g，熟地 20g，山茱萸 25g，山药 15g。

按 对于脱证的治疗，梁群教授临证常取《伤寒论》四逆汤及张锡纯之来复汤加减。医圣仲景四逆汤为千古名方，回阳救逆功专效宏；张锡纯主张救逆还应从肝论治，运用补肝敛肝之法，擅用山茱萸，对其救逆固脱之功最为推崇，他认为"萸肉既能敛汗，又善补肝，是以肝虚极而元气将脱者，服之最效""盖萸肉之性，不独补肝也，凡人身之阴阳气血将散者，皆能敛之。故救脱之药，当以萸肉为第一"。梁群教授在此案中效仲景之法，用锡纯之方，治本固脱为现代医学发展的治疗手段，体现其"急则当以治其本"

的"急性虚证"的学术理念，回阳救急同时不忘复攻邪，温阳兼用养阴，取"阴中求阳"之义。

二诊患者咳喘渐平，身热已退，血压趋稳。后出现气短咳嗽，腰膝酸冷，纳差便溏，便质黏腻不爽，治宜健脾益肾、祛湿化痰。以炒白术、山药、茯苓，健脾利湿止泻；桔梗载药上行，肉豆蔻、熟地、山茱萸、炮姜补益肾阳，改善咳嗽喘促、腰膝酸冷等症状。

梁群教授认为，厥脱作为病势凶险，预后极差的急危重症，是一个连续进展性疾病，"元气耗损，邪毒内生"伴随本病的全过程，调理治疗不当，可能出现多种变证，大部分变证较凶险。早期"集束化治疗"是建立在循证医学基础上的治疗指南，对降低感染性休克病死率具有重要意义。本病治疗关键在于积极实施早期目标指导性的液体复苏，同时要考虑合并应用血管活性药物或正性肌力药物以提高和保持组织器官的灌注压，必要时还应辅以糖皮质激素。发生多脏器损伤时，注意早期开展相关脏器功能的支持治疗，包括机械通气、血液净化治疗等，能有效提高生存率。

病案 2

刘某，女，63 岁。初诊日期：2018 年 11 月 15 日。

患者无明显诱因出现喘促、呼吸困难，不能平卧。自行休息后上述症状无明显缓解，后出现口唇发绀，胸闷，无胸痛。持续半小时后昏厥，平车推进急诊。入院时低热，四肢厥冷，身冷如冰，下利清谷，面色晦暗，小便自遗。舌淡苔白，脉细无力。体温：37.8℃，心率：46 次/分，呼吸：25 次/分，血压：68/45mmHg。平素纳欠佳、眠可、大便正常。

中医诊断 厥脱证（阳气暴脱证）；喘证（气虚痰瘀阻络证）。

西医诊断 休克；急性呼吸衰竭。

治法 温经散寒，回阳救逆。

处方 当归四逆汤合参附汤加减。附子 25g，干姜 20g，甘草 15g，当归 15g，桂枝 15g，人参 20g，黄芪 15g，细辛 5g。4 剂，水煎，汤成去渣取汁温服，每日 1 剂。

二诊（2018 年 11 月 19 日）：患者苏醒，无喘促，呼吸困难症状明显缓解，手足回暖，口唇略发绀，胸闷症状明显缓解。体温：37.1℃，心率：61 次/分，呼吸：20 次/分，血压：80/50mmHg。自述头晕倦怠，口干无力，睡眠欠佳，舌淡苔白，脉细无力。证属气阴两亏。梁群教授在此基础上进行辨证施治，予生脉散加减。太子参 45g，麦冬 15g，天冬 30g，五味子 9g，黄芪 15g，百合 20g，酸枣仁 15g，首乌藤 10g，党参 10g，炙甘草 15g。7 剂，水煎服，每日 1 剂。

按 正气不足，正邪相争，损耗阳气。由于心阳不足，肾阳虚衰，属心肾阳虚证，气机不畅，正不胜邪，出现正衰邪恋、阳虚欲脱之象。患者病情变化迅速，快速出现厥脱之象，病变脏腑波及心、脾、肾、肺。证属阳气衰微，真阳暴脱。梁群教授应用大剂量参附益气温阳固脱，并配合当归四逆汤以益气摄阳，温而不燥，补而不滞，共奏温经通脉之功，使阴血充，客寒除，阳气振，经脉通，手足温而脉亦复。

二诊患者出现头晕倦怠，口干无力，睡眠欠佳，舌淡苔白，脉细无力。治宜补益气血，养阴生津。太子参、麦冬、天冬养阴生津，改善口干、倦怠症状；黄芪、党参补益气血，改善无力症状；首乌藤、酸枣仁改善睡眠欠佳症状。

梁群教授认为，感染性休克患者多为外邪入里，伤津耗气动血，致使内生诸邪壅塞脉络为患，而致元气耗损，阳气暴脱。临证时需及早补充耗损的元气，清除内邪，为机体脏腑气血功能的恢复创造条件。

病案 3

张某，男，80 岁。初诊日期：2018 年 9 月 22 日。

6 天前无明显诱因突然出现昏仆，伴意识不清，不能进食，无口吐白沫，无四肢震颤，无恶心呕吐，当时患者未予重视。来诊前患者意识不清加重，不能言语，气促，伴吞咽困难，易呛咳，遂来医院急诊就诊。查血压 65/40mmHg、心率 132 次/分，给予相关检查、持续静脉输注升压药等对症处理后入院。现意识不清，呼之不应，不能言语，气促，纳差，易呛咳，大便干结，小便失禁，夜寐一般，舌淡，苔薄，脉细数。既往有冠心病史、阿尔茨海默病病史。查体：体温 38.2℃，脉搏 132 次/分，呼吸 28 次/分，血压 65/40mmHg，神欠清，精神萎靡，不能言语，双侧瞳孔等大，对光反射迟钝，压眶反射（＋），两肺呼吸音粗，闻及少量湿啰音。心率 132 次/分，律齐，未闻及病理性杂音。腹软，无压痛及反跳痛，肝脾肋下未及，左侧肾区叩击痛（＋），右侧肾区叩痛（－）。四肢肌张力增加，肌力检查不配合。生理反射正常存在，双侧巴宾斯基征、奥本海姆征、戈登征、查多克征未引出。双下肢切迹（－）。血细胞分析：WBC 12.42×10^9/L，N% 82.0%，RBC 5.74×10^{12}/L，Hb 171g/L，PLT 422×10^9/L，CRP 47.32mg/L。降钙素原 0.48pg/mL，BNP 207.00pg/mL。凝血功能检查：D-二聚体 2.88mg/L。血气分析：血液酸碱度 7.450，二氧化碳分压 28.0mmHg，氧分压 93.0mmHg，血钠 171.0mmol/L。血糖 10.1mmol/L。肝肾功能、电解质、心肌酶谱：ALT 6.17U/L，AST 1470U/L，BUN 41.80mmol/L，Cr 417.7μmol/L，UA 1177μmol/L，CK-MB 17.20ng/mL，Mb 2794.1ng/mL，血清钾 4.8mmol/L，血清钠 171.7mmol/L。胸部 X 线片：两肺纹理增粗。头颅 CT 平扫：脑桥、两基底节区、侧脑室旁及半卵圆中心区腔隙性梗死灶；脑萎缩。qSOFA 评分：3 分。

中医诊断 厥脱（真阴衰竭证）。

西医诊断 脓毒症休克；多脏器功能衰竭（心、肝、肾）；腔隙性脑梗死。

治法 育阴潜阳，复脉救逆。

处方 三甲复脉汤加减。炙甘草 18g，地黄 18g，白芍 18g，麦冬 15g，生牡蛎 15g，鳖甲 24g，生龟板 30g，阿胶 9g，麻仁 10g。

二诊（2018 年 10 月 4 日）：患者呼之能应，体温 37.8℃。查血压 115/70mmHg，心率 94 次/分。患者目前低热，大便数日未行，尿色黄，舌红，苔薄腻，脉细，证属邪闭清窍，腑气不通。治法当醒脑开窍、通腑泄浊。梁群教授在此基础上进行辨证施治，予通腑攻下汤加减。生大黄 30g，芒硝 15g，枳实 15g，红藤 30g，蒲公英 30g，郁金 15g，麝香 12g，石菖蒲 30g。5 剂，水煎，保留灌肠。

三诊（2018 年 10 月 10 日）：目前患者神志转清，大便已行，身热已退，进食少，口干，心烦，夜寐不安，舌红，少苔，脉细。证属余邪未清，气阴两亏。治法拟养阴柔肝，健脾泄浊。梁群教授在此基础上进行辨证施治，予生脉散加减。太子参45g，麦冬15g，天冬30g，五味子9g，枸杞子30g，山药45g，熟地黄15g，黄芪5g，山茱萸15g，酸枣仁30g。7剂，水煎服，每日1剂。

按 本案患者为老年男性，证属厥脱之真阴衰竭证，为西医的脓毒症休克。本为病之源，标为病之变。厥脱为标急之证，但人体正气已虚极，故梁群教授采用标本兼治之法，治标以救危，治本以绝源。在阴阳不相维系，阳欲上脱，阴欲下脱之三甲复脉汤中，治本用熟地、阿胶，治标用鳖甲、牡蛎，更用白芍、麦冬、炙甘草标本兼治。表明梁群教授在治厥脱时标本兼治，有别于单纯治标救脱的治厥脱思想。

二诊患者低热，大便数日未行，尿色黄，舌红，苔薄腻，脉细，生大黄、芒硝、枳实通腑泄热，改善大便不通，舌红苔腻症状；郁金、麝香、石菖蒲开窍醒脑，改善神昏低热，意识不清症状。

三诊患者进食少，口干，心烦，夜寐不安，舌红，少苔，脉细。太子参、麦冬、天冬、黄芪、五味子养阴生津，缓解口干心烦症状；枸杞子，山药健脾益肾，改善进食少情况；酸枣仁解决夜寐不安症状。

脓毒症休克，也叫感染性休克或者败血症性休克，是比较常见的以休克为突出表现的临床危重症。致病病原微生物及其毒素侵入血液循环系统以后，激活身体的免疫系统，产生多种细胞因子和炎症介质，引起全身炎症反应综合征，进一步引起全身多个器官、系统病变，造成局部的组织、细胞的代谢和功能障碍，甚至诱发多器官功能衰竭。属中医"厥脱"范畴。一般认为其病因病机为邪毒内陷，或内伤脏气，或亡津失血，致气血不畅、正气耗脱，以脉微欲绝、神志淡漠或烦躁不安、四肢厥冷为主要表现。梁群教授认为，正气亏虚是厥脱病变的根本原因。本例患者病情复杂，因脓毒症休克，组织灌注不足，引起心、肝、肾多脏器衰竭，属于中医"急性虚证"范围，治疗上以回阳固脱为主，待病情稳定后，再需注意祛邪与扶正固本，辨清邪气之轻重、病位之浅深、病势之缓急，并结合具体脏腑进行分型治疗。

第六章　神　昏

　　神昏是指心脑受邪、窍络不通、神明被蒙，以神志不清，呼之不应，昏不知人，甚至对外界刺激毫无反应等为特征的急危重症。病位本在心脑，标在五脏。常因痰浊、热毒、外伤、气血逆乱、阴阳衰竭等，使神明失主所致。

　　"神昏"一词首载于宋代许叔微的《普济本事方》："神昏，如睡，多困，谵语，不得眠。"金代医家成无己《伤寒明理论》："真气昏乱，神识不清，神昏不知所以然。"描述了神昏的症状表现。中医文献中还有"昏愦""昏蒙""昏冒""昏厥""昏迷"等名，均属神昏的范畴。

　　《素问·生气通天论》指出神昏是"阴阳之气逆乱"所致。《伤寒杂病论》论胃肠燥结，热入血室等导致昏迷。至明代，秦景明《症因脉治》说："内有积热，外中风邪，经络不通，发热自盛，热极生痰，上熏心肺，神识昏迷，则不语之症作矣。"清代对热病所致昏迷的认识更加深入，如俞根初在《通俗伤寒论·伤寒坏证·伤寒转闭》中，明确指出昏迷闭证有"热闭""痰闭""湿闭"之分。清代叶天士《温热论》明确提出温病热邪内陷，脉络闭塞，非菖蒲、郁金所能开，宜用安宫牛黄丸、至宝丹之类以启闭开窍；薛生白《湿热病篇》对邪热逆转心包者，提出宜清热救阴，泄邪平肝；吴鞠通对温热之邪陷入营阴，创清宫汤之治。余师愚《疫病篇》对疫证昏迷主张用清瘟败毒饮加减治疗；俞根初治邪热内陷包络用玳瑁郁金汤清宣包络痰火；瘀热互阻清窍用犀地清络饮清宣包络瘀热等。

　　现代医学的急性传染性和急性感染性疾病，在出现中毒反应时常见神昏，肺性脑病、心脑缺血综合征、肝性脑病、酸中毒、尿毒症、药物和食物中毒等出现神昏者，均可参照本节辨证救治。

一、名家经验集成

（一）国医大师周仲瑛治疗神昏的经验

　　周仲瑛教授家世业医，幼承庭训，师承先父周筱斋教授习岐黄之术，随侍临证，耳濡目染，目睹急症之转安，沉疴之复起。周仲瑛教授重视学科建设，确立以脏腑为内科疾病系统分类的基础，在创建内科急症学科体系，开展疑难病症研究方面，起到开拓奠基作用。周师治病擅长从"风痰瘀热毒虚"入手，采用"复法大方"治疗急难重症，特别是在急难病症方面的学术观点和辨治经验，得到国内外中医界的认同和广泛应用。

周仲瑛教授认为对于神昏患者快速诊断、及时有效地处理，是提高抢救成功率的关键。但由于昏迷病人自身不能提供病史，不能配合查体，以及各级医院检查条件的限制等原因，仍有较多病人无法及时明确病因，从而延误了最佳抢救时机。特别是因颅外病变引起的昏迷，往往难于及时做出正确诊断。中医辨证施治的原则可以给我们有效的指导，但对于急诊病人，应该根据"急则治其标"的原则，简化分型，将昏迷分为闭证与脱证进行救治，待病情略稳定后再行进一步辨证分型。

周仲瑛教授认为治疗首当采取一般处理，并给予相应的对症和支持疗法。如高热者，降温；抽搐者，息风止痉，用羚羊角粉、止痉散；血压下降者，予抗厥注射液，同时注意补充营养和水分。治疗过程中也可配合针灸治疗，发热者，加大椎、曲池等穴；痰多者，加丰隆、天突等穴；抽搐者，加合谷、太冲等穴。手法应强刺激。针刺人中、涌泉、百会、十宣等穴，是简易的急救措施之一。使用开窍醒脑类中成药也是重要的基础疗法。临证当根据病情，分别选用凉开或温开法。凉开法用于热闭、痰闭或瘀热内闭。三宝为开窍剂之代表，至宝丹之开闭醒神，安宫牛黄丸之清心解毒，紫雪丹之清热镇痉，各有所长。因温毒入营、窍闭神昏发斑者，又当用神犀丹以凉血解毒。必要时可选两药联合应用。温开法用于寒闭、痰闭、浊闭或痰瘀内闭，一般多取苏合香丸，以宣郁开窍，若因感受浊毒，表现肠胃中毒症状者，可予玉枢丹以辟秽泄浊解毒。

（二）国医大师朱良春治疗神昏的经验

朱良春教授治学严谨，医术精湛，对内科杂病的诊治具有丰富的经验，先后研制了"益肾蠲痹丸""复肝丸""痛风冲剂"等中药新药。朱良春教授擅长运用虫类药治疗疑难杂症，对治疗神昏也有丰富的临床经验。

1. 攻下泻浊法治疗神昏

长期卧床的神昏患者，常常出现大便干结，甚至数日不大便，导致浊气蓄积体内，化生浊毒，气机逆乱，损伤脑络，致气血津液输布失常，化生痰浊，蒙蔽清窍。此为腑热上蒸之神昏，何秀山解释其机理为"胃之支脉，上络心脑有邪火壅闭，即堵塞其神明出入之窍，故昏不识人，谵语发狂"。故治当下其结热，使邪由腑出，决非单纯凭借芳香开窍为主所能取效。吴鞠通曾说："有邪在络居多而阳明证少者，有邪搏阳明，阳明太实，上冲心包，神迷肢厥，甚至通体皆厥，当从下法。"

腑热上冲者治当下其结热，因此朱师采用以杨栗山《伤寒瘟疫条辨》之"升降散"为基础而制订的"表里和解丹"和"葛苦三黄丹"治疗外感温热病。在重症脑病出现神昏时，也辨证地加入大黄，以达清肠解毒之功，肠腑疏通，使上焦壅滞之邪热、痰浊自有出入。大黄是重要的泻下药、清热药，功效迅速，常用于急危重症治疗中。张仲景的《伤寒论》与《金匮要略》中有32首处方使用了大黄，其中的大小承气汤、大柴胡汤、三黄泻心汤、桃核承气汤等，至今依然在临床上被广泛使用。

2. 涤痰开窍法治疗神昏

朱师对于治疗乙型脑炎有其独到的经验与认识，自拟治疗"乙脑"极期验方"夺痰定惊散"（炙全蝎 15 只，巴豆霜 0.25g，牛黄 3.5g，硼砂 1g，飞朱砂 1.5g，飞雄黄 1.2g，陈胆星 3g，川贝、天竺黄各 1.5g，麝香 0.15g。共研极细末，密贮，每服 0.7g，幼儿 0.4g，每日 1～2 次，一般鼻饲后 3～4 小时，排出黑色而夹杂黄白色黏液的大便，即痰消神苏；未排便者，可续服 1 次）。此方创新性地用于心肺复苏后脑复苏的治疗，尤其是重症脑病合并呼吸衰竭，疗效确切。颅内感染或心肺复苏后缺血缺氧性脑病、颅脑损伤合并脓毒症者，由于邪毒炽盛，痰浊阻滞，清窍被蒙，高热神昏，喉间痰如拽锯，惊厥频作，往往出现心力衰竭和窒息，内闭外脱而突变。该阶段从"热、痰、风"的临床表现来看，以"痰"为矛盾的主要方面。盖热踞痰为凶险，痰热交蒸，则风动痰厥矣。是以"风"则多变，"痰"则最险，痰阻则窍闭。方中之全蝎，不仅有祛风定惊之功，并可涤痰、开瘀、解毒。张山雷认为蝎尾有"开痰降逆"之功。由于此物开痰解毒、息风定惊功著，故用为主药。巴豆霜之应用，是受到《外台秘要》桔梗白散的启示，取其迅扫膈上之痰涎，下胃肠之壅滞，开气道之闭塞。更以胆星祛风痰，川贝、天竺黄、硼砂清痰热，雄黄、朱砂解毒坠痰，牛黄镇惊、解毒、化痰，麝香开窍醒神。全方共奏化痰开闭，通腑泄浊，定惊之功。

（三）国医大师邓铁涛治疗神昏的经验

国医大师邓铁涛 50 多年来，精心研究中医理论，极力主张"伤寒""温病"统一辨证论治。邓老认为，中医治疗急症有许多散在的宝贵经验，并致力于其研究当中。邓铁涛在抢救急危重症，如高热、大出血、心衰、昏迷、尿毒症等，积累了不少经验，口服药物力求少而精，灌肠用药则峻而猛，内外治法兼施并举。

1. 点舌法治疗神昏

邓铁涛教授以"心主神明""舌乃心之苗"为据，对出现昏迷、吞咽反射消失的危重病人，采用点舌之法救治。点舌之法，就是用紫雪丹、安宫牛黄丸、苏合香丸，或含有冰片、麝香、牛黄的丸散点放舌上，从舌上吸收，对于重症昏迷、吞咽反射消失的病人，有时能起到醒脑、恢复吞咽之作用。点舌时，将药丸水溶后用棉签蘸点舌上，不停地点，当药丸厚铺舌面，则用开水点化之，化薄后继续点药。据临床观察，点舌后昏迷患者痰涎明显减少，口腔秽臭辟除，对帮助昏迷患者复苏起到重要作用。

2. 开窍药治疗神昏

临证所见，昏迷患者以热闭或痰火内闭为多，故开窍一般多用凉开之剂，如审证确为寒闭、阴闭，方可投以温开，且凉开、温开两类方药泾渭分明，不得联用"三宝"。开窍药主要由芳香辟秽及镇痉安神两大类药物组合而成，据动物实验及对其中某些药物的药理研究报道证实开窍药对中枢神经系统有兴奋和抑制的双重作用，同时还有清热、解毒、抑菌及改善脑组织血液循环，消除脑水肿，减轻脑细胞缺氧状态等多种综合作用，因而不能理解为仅属治标之法，实际蕴有调整整个机体病理状态的积极意义。由于开窍类药多属辛香走窜及重镇之品，故孕妇当禁用、慎用。凡表证未解，高热神昏，治宜解表透热，使邪外达；邪踞气分，未陷入营，高热神昏，须辨湿、热、痰浊之异，审因施治，均不得早用凉开之剂，以免辛窜之品引邪深入。至于温病后期，阴虚液涸，肝风内动，神昏痉厥，又当滋液息风，镇痉安神，不可误用芳香走窜。温开为治疗阴闭之大法，一般多主张用苏合香丸以辛香通阳开窍，然临床常见痰浊闭阻气机之候，若徒行气，不祛痰浊，仍难开其郁闭，故须配合涤化痰浊之剂，以增其效。一般而言，开窍法宜用于邪实的闭证，而不宜用于正虚的脱证，但邪陷正虚，内闭外脱者，又当开闭与固脱并进。

二、病 因 病 机

梁群教授认为神昏的病因病机极为复杂，外感疫疠、内伤杂病均可出现。但主要是因心和脑受扰而发病。中医认为心藏神，心主神明，人体的精神、意识、思维活动都与心有关，即神志、活动为心所司。脑为元神之府，是清窍所居之处。清阳出上窍，凡脏腑清阳之气均居于此而出于五官。故凡邪热陷心营、湿热痰蒙、腑实燥结、肝阳暴张、瘀热交阻，均可上扰清阳，闭阻清窍，或因神失所养，亦可导致神昏。这些都属闭证和脱证的兼证。凡痰浊、热毒、瘀血等阻塞清窍，导致阴阳逆乱，神明蒙蔽者，多属闭证。气血亏耗，阴阳衰竭，不相维系，清窍失养，神无所倚而神昏者，多属脱证。

三、辨 证 论 治

（一）热入心营证

症状 症见高热神昏，身热夜甚，神烦少寐，时有谵语，面赤气粗，口不渴，或有抽搐，小便黄赤。

舌象 舌红绛而干，苔黄或焦黄。

脉象 脉滑数。

分析 邪热传营，伏于阴分，入夜阳气内归营阴，与热相结，故身热夜甚；营气通于心，热扰心神，故神烦少寐，时有谵语；邪热深入营分，则蒸腾营阴，使血中津液上潮于口，故本应口渴但不渴；若邪热出于营分，气分热邪未尽，灼伤血络，血溢脉外。

治法 清心开窍，泄热护阴。

处方 清营汤加减。水牛角 10g，生地黄 15g，玄参 15g，麦冬 10g，金银花 15g，丹参 10g，连翘 15g，竹叶 10g，黄连 15g。上 9 味，以适量水煎药，汤成去渣取汁温服，每日 2 次。

方解 水牛角清解营分之热毒，故为君药。生地黄凉血滋阴，麦冬清热养阴生津，玄参滋阴降火解毒，三药共用，既清热养阴，又助清营凉血解毒，共为臣药。温邪初入营分，故用金银花、连翘、竹叶清热解毒、营分之邪外达，此即"透热转气"的应用。黄连清心解毒，丹参清热凉血、活血散瘀。以上五味药为佐药。

加减应用 疫毒重者，参合清瘟败毒饮，药如水牛角、黄连、金银花、连翘、生地黄、元参、麦门冬、广郁金、鲜石菖蒲等；热毒盛者，酌加紫草、大黄、大青叶、栀子、丹皮；痰热内蒙者，加竹茹、胆南星、川贝母、竹沥；热动肝风者，酌加石决明、钩藤、地龙、全蝎；心烦少寐者，加栀子、浮小麦以清心除烦。

（二）痰蒙清窍证

症状 症见神志呆痴，时昏时醒，咳逆喘促，痰涎壅盛，身热不扬。

舌象 舌胖大，苔浊腻。

脉象 脉濡滑数。

分析 痰浊内蒙心包，使神机被阻，可出现意识不清，昏迷。痰随气逆，阻于气道，肺气不利，故见咳逆喘促，痰涎壅盛，舌苔厚腻。

治法 豁痰开窍。

处方 菖蒲郁金汤合玉枢丹加减。石菖蒲10g，郁金10g，栀子15g，连翘15g，竹叶10g，姜半夏10g，茯苓15g，陈皮10g，白芥子10g，紫苏子15g，莱菔子15g，玉枢丹（研冲）1粒。上11味，以适量水煎药，汤成去渣取汁温服，日2次。

方解 方中石菖蒲辛温芳香，化湿痰、开心窍；郁金辛寒，行气开郁，二药配伍，相辅相成，共奏行气化痰，芳香开窍之功；以连翘、栀子配竹叶轻清宣透，宣泄湿热邪气；姜半夏燥湿化痰，茯苓健脾祛湿，配陈皮理气增强化痰祛湿之力；合三子养亲汤之白芥子、紫苏子、莱菔子以豁痰降气；玉枢丹为成药，研末冲于汤剂中服用，有辟秽化浊之功。诸药配伍，芳化痰湿，清利湿热，共成化湿清热，芳香开窍之剂。深昏迷可配合苏合香丸或至宝丹合服。

加减应用 身热缠绵者，加青蒿、黄芩；便秘、肠垢者，可加晚蚕沙、槟榔、大黄、虎杖、芒硝等。

（三）肝阳暴张证

症状 突然昏倒，不省人事，牙关紧闭，口噤不开，两手握固，大小便闭，肢体强痉，口眼㖞斜，半身不遂，鼾声时作。

舌象 舌苔黄而少津。

脉象 脉弦而数。

分析 肝阳暴张，阳亢风动，气血上逆，痰火壅盛，清窍闭塞，神明不用，故突然昏仆、不省人事。痰火内闭，故牙关紧闭，面红气粗，两手握固。风阳痰火，痹阻经脉，气血运行不畅，故肢体强痉，口眼㖞斜。若肝风窜犯络道，则肢体拘急。

治法 镇肝潜阳。

处方 清热平肝汤加减。钩藤15g，水牛角30g，白芍15g，石决明15g，郁金10g，牛膝15g，石菖蒲10g，天竺黄10g，连翘15g。上9味，以适量水煎药，汤成去渣取汁温服，每日 2 次。

方解 方中钩藤、石决明、水牛角以镇肝潜阳，石菖蒲、天竺黄以开窍醒神。郁金活血清心，牛膝活血、引血下行。配连翘加强清热解毒功效，白芍柔肝养阴。

加减应用 痰火内盛者，合入礞石滚痰丸；痰涌气憋者，另服猴枣散。药如羚羊角、石决明、天麻、钩藤、桑叶、菊花、白蒺藜、川贝母、天竺黄、胆南星、竹沥、半夏、竹茹、郁金、远志、石菖蒲等；痰火内炽者，加黄芩、知母、竹沥；风邪入络者，酌配全蝎、僵蚕、蜈蚣、地龙；阴虚风动者，加牡蛎、龟板。

（四）毒热腑实证

症状 症见神昏谵语，烦躁口渴，日晡潮热，腹满而痛，大便燥结或矢臭。

舌象 舌质红，苔黄而燥。

脉象 脉沉实。

分析 阳明腑实，燥屎难下，腑气不通，导致腹满而痛，大便燥结；热结肠胃，上冲心包，导致神识不清，神昏谵语。

治法 清热解毒，通腑泻下。

处方 白虎汤合凉膈散加减。川大黄 10g，芒硝 10g，甘草 10g，栀子 15g，薄荷叶 10g，黄芩 15g，连翘 12g，知母 12g，石膏 12g。上 9 味，以适量水煎药，汤成去渣取汁温服，每日 2 次。

方解 白虎汤源自《伤寒论》，为治阳明气分热盛的代表方剂，方中用辛甘大寒的石膏为主药，专清肺胃之邪热，既可解肌透热，又可生津止渴除烦。辅以知母，其苦寒质润，性寒以助石膏清气分实热，质润可滋养热邪所伤之阴津。用甘草益胃护津。凉膈散出自《太平惠民和剂局方》，方中重用连翘清心肺，解热毒，是为主药；配黄芩清心胸郁热；栀子泻三焦之火，引火下行；薄荷外疏内清；用芒硝、大黄荡涤胸膈积热，是借阳明为出路，以泻下而清彻其火热。

加减应用 据病情轻重缓急，选用三大承气汤。热入心包之象明显者，可通下与开窍并进，用牛黄承气汤。如浊阴内结、上蒙清窍者，又当温通，可仿温脾汤意。

（五）瘀热交阻证

症状 症见神昏狂躁，壮热夜甚，少腹满痛，皮肤甲错，唇甲青紫。

舌象 舌质暗或紫绛，苔黄燥。

脉象 脉沉实。

分析 瘀血阻络，上扰清窍，侵犯神明，导致神昏狂躁，瘀与热搏结，壮热夜甚。瘀血阻停于腹，则少腹满痛；停于四肢肌肉，则见皮肤甲错，唇甲青紫。

治法 清热解毒，活血通瘀。

处方 犀角地黄汤加减。水牛角 30g，生地 20g，芍药 15g，丹皮 15g。上 4 味，以适量水煎药，汤成去渣取汁温服，每日 2 次。

方解　方用水牛角清营凉血、清热解毒为君；生地清热凉血，协水牛角清解血分热毒，并能养阴生津，以治热甚伤阴，为臣；白芍养阴、凉血止血妄行为佐；丹皮凉血祛瘀为使。本方用丹皮一可使已离经之血解散，二可进一步防止热与血再结成瘀。丹皮的特点是散瘀血而不动血，功长消散离经外溢的瘀血而没有加速血行、加重出血之弊，并能佐制寒凉药物以防凉遏生瘀，符合"凉血散血"之旨。古人认为治犀角地黄汤证，不清其热，则血不宁，不滋其阴，则火不熄，不祛其瘀，则新血不得复生，此方方面面俱顾，确是止血良方。

加减应用　见蓄血征象者，仿桃仁承气汤，加桃仁、红花、大黄、芒硝。或以凉血化瘀与开窍并进，合用至宝丹，药如丹参、丹皮、赤芍、生地黄、连翘、郁金、琥珀、鲜菖蒲等。营络热盛者，加水牛角片、紫草、升麻。

（六）亡阳证

症状　神志昏迷，目合口开，鼻鼾息微，手撒肢厥，大汗淋漓，面色苍白，二便自遗，唇舌淡润，甚则口唇青紫，脉微欲绝。

舌象　舌淡，苔薄白。

脉象　脉微欲绝。

分析　阳气衰微，不能温煦肌体，故见面色苍白，手足逆冷，肌肤不温，舌质淡润。阳气虚衰，失于固摄，则见冷汗淋漓。阳衰心神失养，故见神志淡漠。阳气衰微，无力推动气血，故见呼吸气微，脉微欲绝。此外，由于阴阳互根，阴液过度耗竭，阳气无所依附而散越，亡阴证不及时养阴固液，也必发展为亡阳证。

治法　回阳救逆，益气固脱。

处方　参附龙牡汤加减。人参 30g，制附子 15g，龙骨 15g，牡蛎 15g。煎汁鼻饲 3～4次/d，每次 100mL。

方解　正如《删补名医方论》所言："补后天之气无如人参，补先天之气无如附子，此参附汤之所由立也。二脏虚之微甚，参附量为君主。二药相须，用之得当，则能瞬息化气于乌有之乡，顷刻生阳于命门之内，方之最神捷者也。"加龙骨、牡蛎以敛其浮阳，安神定志。

加减应用　临床应注意亡阴、亡阳的相互关系，适当兼顾，可酌情合生脉散加减以阴中求阳；气血两虚者，待病情稳定可合用人参养荣汤以气血双补。

（七）亡阴证

症状　神志昏迷，汗热、味咸，面赤、唇干、口渴欲饮，皮肤干燥皱瘪，身体灼热而恶热，虚烦躁扰，小便极少。

舌象　唇舌干红，少苔。

脉象　脉虚数。

分析　因体内液体严重丧失而欲枯竭，常因持续高热，汗出不止，暴吐暴泻等导致。阴液欲绝故见汗出而热、味咸，皮肤干燥皱瘪，小便量少。虚热内扰，故见身热，面赤唇干，口渴欲饮。心神受扰，则见虚烦躁扰，脉虚数，均为阴亏内热之症。

治法 救阴敛阳，益气生津。

处方 生脉散加味。人参 15g，麦冬 15g，五味子 10g，山茱萸 15g，黄精 15g，龙骨 15g，牡蛎 15g。煎汁鼻饲 3~4 次/d，每次 100mL。

方解 方中人参甘温，益元气，补肺气，生津液，是为君药。麦门冬甘寒养阴清热，润肺生津，黄精补气养精，用以为臣。人参、麦冬、黄精合用，则益气养阴之功益彰。五味子酸温，敛肺止汗，生津止渴，配山茱萸以增强收摄固脱之力，加龙骨、牡蛎以敛其浮阳，安神定志，为佐药。此方一补一润一敛，益气养阴，生津止渴，敛阴止汗，使气复津生，汗止阴存，气充脉复。配山茱萸以增强收摄固脱之力。诸药配合，共奏救阴敛阳，益气生津之效。

加减应用 肺胃津液耗伤，可加沙参、玉竹以清热滋阴；夜卧不宁，可加酸枣仁、柏子仁。

四、病 案 举 例

病案 1

李某，女，18 岁，初诊日期：2017 年 8 月 28 日。

患者于两月前外出旅游中无明显诱因感头痛，呕吐胃内容物 1 次，1 小时后突发昏迷，抽搐，二便失禁，急至当地医院就诊，经过 2 个月治疗未明显好转，遂至我院就诊。现患者意识不清，气管切开，痰液引流色黄。持续高热，体温 38.9℃。少腹满痛，唇甲青紫，舌质紫绛，脉沉数。查胸部 CT：两肺下叶炎症，伴左侧胸腔少量积液，较前左肺炎症明显吸收；查头颅 CT：双侧额颞叶、岛叶皮层及基底节区多发病灶，符合病毒性脑炎改变，脑水肿较前有好转；痰细菌培养提示：泛耐药鲍曼不动杆菌、MRSA；痰真菌培养：白色念珠菌。格拉斯哥昏迷评分 3 分。血气分析：pH 7.480，$PaCO_2$ 26.0mmHg，PaO_2 198.0mmHg，TCO_2 20.2mmol/L，BE −4.1mmol/L，SaO_2 100%，肺氧分压差 55.0mmHg，BNP 16.00g/mL。凝血七项：血浆抗凝血酶活性 64%；纤维蛋白降解产物 11.6μg/mL，纤维蛋白原 0.7g/L，凝血酶原时间 27.6 秒，活化部分凝血活酶时间 45.2 秒，凝血酶时间 22.2 秒，D-二聚体 2.52mg/L。肝肾功能/电解质：TP 60.1g/L，ALT 71U/L，AST 137U/L，γ-GT 60U/L，UA 71mmol/L，SCr 20.3μmol/L。血常规：WBC $13.50×10^9$/L，N% 85.4%，L% 11.3%，RBC $3.59×10^{12}$/L，Hb 111g/L；CRP 57mg/L。红细胞压积 34.0%，PLT $495×10^9$/L。

中医诊断 神昏（瘀热交阻证）。

西医诊断 脓毒症；病毒性脑炎；呼吸机相关性肺炎；多重耐药菌感染肺炎。

治法 活血通瘀，解毒化痰。

处方 犀角地黄汤加减。水牛角 30g，生地 20g，芍药 15g，丹皮 10g，虎杖 30g，玄参 30g，川贝 10g，胆南星 20g，石菖蒲 30g。10 剂水煎服，每日 2 次；安宫牛黄丸，每次 1 粒，每日 3 次，鼻饲；血必净注射液 20mL，每日 2 次。

二诊（2017 年 9 月 2 日）：经过中、西药治疗 5 日，患者体温降至 38.0℃，但仍意识不清，发热汗出，大便 4 日未排，腹满而痛，心烦喘促，舌质红，苔黄而燥。在原方基础上，予凉膈散加减。水牛角 20g，生地 15g，芍药 10g，丹皮 10g，川大黄 15g，芒硝 10g，栀子 10g，薄荷 10g，黄芩 15g，连翘 15g。6 剂水煎服，每日 2 次。

三诊（2017 年 9 月 7 日）：患者大便得通，但症见冷汗出，呼吸急促，手足冷，舌淡苔薄，脉沉细。予以参附龙牡汤加减。人参 30g，制附子 15g，龙骨 15g，牡蛎 15g。煎汁鼻饲 3～4 次/d，每次 100mL；安宫牛黄丸，每次 1 粒，每日 3 次。

四诊（2017 年 9 月 12 日）：患者手足回温，呼吸平稳，但见身倦肌瘦，面色少华，舌淡苔白，脉细。予以人参养荣汤加减。芍药 15g，当归 15g，陈皮 15g，人参 20g，白术 20g，甘草 15g，生地黄 20g，五味子 20g，茯苓 20g，远志 15g。8 剂水煎服，每日 2 次。

按　本案患者证属神昏之瘀热阻窍，同时伴痰热壅肺，治以活血通瘀、解毒化痰。梁群教授认为治神昏属瘀热阻窍者多用犀角地黄汤加减。一诊根据患者病情变化，以犀角地黄汤为基础方，加川贝、胆南星以清热化痰；加石菖蒲助化痰之力，又有开窍醒神的作用。二诊患者大便 4 日未排，腹满而痛，心烦喘促，梁群教授认为患者因长期卧床而致大便干结，多日未排，导致浊气蓄积体内，化生浊毒，故予凉膈散加减以清上泻下，通腑泄浊。三诊患者出现手足冷、呼吸急促、冷汗出，梁群教授认为证属阳气衰竭，清窍闭阻。故急投参附龙牡汤以回阳救逆，合用安宫牛黄丸以开窍醒脑。四诊患者经治疗后症状明显好转，手足回温，呼吸平稳。但因患者长时间患病，出现气血两虚的症状，故予人参养荣汤以气血双补，调养身体。

梁群教授认为在神昏的毒热证极期，极易出现热证向血证的转化，及早应用凉血破瘀中药，如血必净注射液对于避免血证的出现，阻断疾病的进展，意义重大，可以阻断病势，截断热证向瘀证的转化，防止"热入营血"的发生。凡属瘀热阻滞，扰及神明的神昏，并非仅用"三宝"所能开，必须凉血化瘀与清热解毒联合治疗。

病案 2

刘某，女，64 岁，初诊日期：2018 年 5 月 12 日。

患者因高热神昏入院。八天前即有阵发性呕吐、咳喘、头疼、胸痛等症。入院后体检：听诊肺部呼吸音粗糙，心尖区有二级收缩期杂音。右侧叩诊浊音显著。实验室检查：白细胞 $36×10^9$/L，中性粒细胞百分比 96%；血沉 66mm/h；脑脊液发现革兰氏阳性双球菌；体温 40.5℃。入院后予以青霉素，但热度持续不降，心烦少寐，时有谵语，咳喘痰多，面红气粗，小便黄赤，大便干结，舌红绛而干，苔黄，脉滑数。

中医诊断　神昏（热入心营证）。

西医诊断　脑膜炎；大叶性肺炎。

治法　清心开窍，泻热护阴。

处方　清营汤加减。水牛角 15g，生地黄 15g，玄参 15g，麦冬 10g，丹参 10g，连翘 15g，竹叶 15g，黄连 15g，瓜蒌 20g，前胡 15g，竹茹 15g。10 剂水煎服，每日 2 次；安宫牛黄丸，每次半粒，每日 2 次。

二诊（2018 年 5 月 17 日）：神志已清，壮热亦退，患者出现口渴，心烦少寐，舌红少津，在原方基础上，去水牛角，加沙参 25g，栀子 20g，浮小麦 10g。

三诊（2018 年 5 月 20 日）：药后诸症状均改善，舌津已回，舌质颜色尚深，脉象和缓，唯时有眩晕，夜寐不宁。乃温热虽解，但气阴两亏，法当养阴生津，补气安神，予沙参麦冬汤加减。生地 15g，麦冬 20g，玄参 20g，大枣 5 枚，茯神 20g，甘草 15g，浮小麦 15g，竹叶 10g。10 剂水煎服，每日 2 次。经治疗后患者病情迅速好转，但高年体质素虚，温热之邪，耗伤津液，一时不易恢复，继续调理一周，痊愈出院。

按 本病为高年患者，体质虚弱，感受温热之邪很重，病机迅速变化，肺经邪热燔灼，邪热由肺逆传心包，属温热病出现神昏之热入心营证。风温犯肺，热入心营，法当清心开窍，泄热护阴。梁群教授认为治神昏之热入心营证多用清营汤加减。一诊根据患者病情变化，以清营汤为基础方，并急投安宫牛黄丸以开窍醒神。由于患者喘促痰多，加瓜蒌、竹茹以清热涤痰，加前胡以降气止咳。二诊患者神志已清，壮热已退，故去水牛角；出现口渴、心烦少寐、舌红少津，此为邪热内灼，肺胃阴液耗伤，故加沙参以养阴生津，加栀子、浮小麦以泻热除烦。三诊患者诸症状改善，但由于素体本虚，邪热耗伤津液，宜保津存阴，乃"救得一分津液，即退一分邪热"之意。予沙参麦冬汤加减，方中麦冬养阴生津，玄参滋阴降火，生地凉血养阴，大枣、茯神养心安神，配浮小麦、竹叶以清热除烦。

第七章 中 风

中风，又称卒中，是以半身不遂、肌肤麻木不仁、口眼㖞斜、言语謇涩，甚则突然昏仆、不省人事、呼之不应为主要临床表现的病证。因其发病骤然，变化迅速，具有"风性善行而数变"的特点，故名中风。

春秋战国时期，本病始称"仆击""偏枯""大厥"，提出本病的发生与外邪侵袭、膏粱厚味饮食等有关。如《灵枢·刺节真邪》云："虚邪偏客于身半……发为偏枯。"《素问·生气通天论》云："大怒则形气绝，而血菀于上，使人薄厥。"其病机为"血之与气，并走于上"，预后多不良。东汉时期，张仲景《金匮要略·中风历节病脉证并治》始有"中风"病名及其专篇，对中风的病因病机、临床特征、诊断和治疗都进行了较为深入的论述。从病因学发展而论，唐宋以前，以"内虚邪中"立论。如《金匮要略·中风历节病脉证并治》认为"夫风之为病，当半身不遂"，并有"邪在于络""邪在于经"和"邪入于腑""邪入于脏"之分类。金元时期，以"内风"立论。如刘河间《素问玄机原病式·六气为病（四）火类》指出"心火暴甚"，李东垣《医学发明·中风有三》认为"正气自虚"，朱丹溪《丹溪心法·论中风》主张"湿痰生热"。延至明清，张介宾《景岳全书·非风》明确提出"中风非风"说，认为中风乃"内伤积损"所致。李中梓《医宗必读·卷六》又将中风重证分为闭证和脱证。清代医家叶天士、沈金鳌、尤在泾、王清任分别提出了"水不涵木""因痰而中""肝风内动""气虚血瘀"的中风病因病机。近代医家张伯龙、张锡纯进一步认识到本病的发生主要是肝阳化风、气血上逆、直冲犯脑。当代在中风的诊断、治疗、康复、各级预防（主要有三级预防）等方面逐步形成了较为规范的方法和共识，疗效也有了极大提高。

西医学中的脑血管疾病包括急性脑出血、急性脑梗死、脑肿瘤术后、脑外伤术后等，可参照本节辨证论治。

一、名家经验集成

（一）国医大师邓铁涛治疗中风的经验

邓老强调，中风应以内因为主，尤其以内虚为本，加以七情、饮食、劳倦等因素，以致肝风、肝阳、肝火内动，湿痰、瘀血阻于内，或虚阳浮越于上而发病。中腑者多经中脏转轻而出腑，或中经络转重而入腑。中腑多以神情淡漠、善悲喜哭、半身不遂或但臂（腿）

不遂、失语或语言不利、口眼㖞斜、大小便失禁、关格为主要临床表现。肝阳亢盛证则兼有舌质红绛或艳红、苔黄或腻腐、脉必弦而有力，或兼数。方药以羚羊角为君药，主入肝经，咸寒质重，善清泄肝热，平肝息风，镇惊解痉；联合钩藤、地龙、石决明，助君药平息肝风、平抑肝阳。白芍养血敛阴，天竺黄清热豁痰、安神定惊，云苓益气安神，杜仲、牛膝均入肝经，可补益肝肾，活血通经。兼热盛者，可加黄芩、莲子心、石膏；兼痰者，加胆南星、僵蚕；兼失语者，加石菖蒲或合至宝丹。

（二）国医大师朱良春治疗中风的经验

朱老治疗中风病善用镇肝熄风汤加减，在镇肝熄风汤原方基础上用乌梅易白芍，治疗中风急症，屡收卓效。朱老指出，镇肝熄风汤旨在镇、降、肃、敛，以镇、降、肃折其病势，以酸敛真阴而防其虚脱，益阴潜阳，敛正祛邪，用之对证，屡见效验。乌梅敛肝远胜于生白芍，且涩精气功同山茱萸，故以乌梅易白芍，乃因白芍敛肝力微不易见功，拟乌梅、龙骨、牡蛎同用，疗效更胜一筹，颇能提高镇肝熄风汤治疗中风急症的疗效。

（三）国医大师任继学治疗中风的经验

任老认为，中风后期以五脏虚损为主，但也有湿、热、痰、瘀等邪实的表现，任老认为体肥腠理不固，脂膏堆积于内，附于脉络，气血不通，积损为患。故临床常见肢瘫言謇、头晕肢麻等症。拟方以槐花清肝泻火，凉血止血；大黄凉血解毒，逐瘀通经；瓜蒌清热化痰，宽胸散结；厚朴可燥湿消痰；地龙性走窜，善于通行经络，与川芎、红花等配伍，加强活血之效；豨莶草归肝、肾经，祛风湿，利关节。临床上若伴有高脂血症者，则加桑寄生、黄精、灵芝、生山楂等降脂化痰之品；若过于身宽体肥者，则加滑石、泽泻、木通、茯苓皮等利水除湿，痰浊尽除，气血通畅，则病自愈。

（四）国医大师李振华治疗中风的经验

李老治疗中风病，始终重视后天脾胃的固护、重视整体的调整，认为中风病的重要发病基础是痰浊内生。现代人的生活习惯，动少坐多，同时嗜荤腥刺激之品，饮酒无度，均易损伤脾胃，致水湿不散而聚，聚积生痰，阻滞经脉，蒙蔽清窍；或痰郁化火，痰火上攻，横窜经络，扰乱神明，则发为中风。遣方用药以生黄芪、白术补气健脾，白术、陈皮、半夏、茯苓、甘草蕴含六君子汤之意，配薏苡仁、泽泻健脾化湿以治本，加以活血通络之品共奏全功。

（五）国医大师李辅仁治疗中风的经验

李老认为，脑血栓形成大多出现在老年人，其元气不足，脉络空虚或痰浊内生，风邪乘虚直中，致使气滞血瘀、阻遏经络而发病。方中生石决明、白蒺藜、制何首乌、天麻伍用，功专重镇平肝潜阳，兼以柔肝益肾、滋水涵木。党参、生黄芪伍用，党参甘温补中而偏于阴，生黄芪甘温补气而偏于阳，二药合用，扶正补气。生黄芪、黄精伍用，黄精滋阴填髓、调和五脏，配生黄芪补中益气、填精益阴而安脑，补气而不燥，养阴益中气而不滋腻。郁金、菖蒲开窍宣痹、行气解郁，当归尾、川芎伍用为佛手散，行气活血，散瘀养血。全方益气养血，活血祛瘀，益肝肾，安脑髓，通脉络。复视、眼睑下垂，则加鹿角霜、桑椹、谷精草、蔓荆子、密蒙花以养肝明目益肾；心悸气短，加党参、天冬、麦冬、五味子强心生脉。

（六）国医大师张学文治疗中风的经验

张教授临床治疗中风病时常效王清任通窍活血汤之意，方中丹参、桃仁、川芎、赤芍活血化瘀，消散瘀血；三七既化瘀又可止血；麝香、石菖蒲芳香开窍醒神；白茅根清热止血，利水护肾；川牛膝滋益肝肾，引血、引水、引热下行。全方合用，具有化瘀止血、开通脑窍、苏醒神志、利水降颅压等作用。临床上可随症加减，如对于脑出血急性期或伴有脑水肿者，应去麝香，以防其辛香走窜破血太过，再加三七粉 0.1～0.2g（冲服），水蛭 6～9g 以行血止血。对于脑出血急性期治疗中应适当地运用行血止血比单纯的止血效果更佳。

二、病 因 病 机

梁群教授认为中风的发生是内因外因共同作用的结果，内因包括内伤积损、情志过极、饮食不节、体态肥盛等引起的气虚留滞，或肝阳暴张，或痰热内生，或气虚痰湿，引起内风旋动，气血逆乱，横窜经脉，直冲犯脑，导致血瘀脑脉（脑缺血性疾病脑梗死）或血溢脉外（脑出血性疾病脑出血），发为中风。

（一）病因

1. 情志过极

情志过极七情所伤，肝气郁结，气郁化火，或暴怒伤肝，肝阳暴张，内风动越，或心火暴甚，风火相煽，血随气逆，引起气血逆乱，上冲犯脑，血溢脉外或血瘀脑脉而发为中风，尤以暴怒引发本病者最为多见，即《素问·生气通天论》所谓"大怒则形气绝，而血菀于上，使人薄厥"。

2. 饮食失调

饮食失调常见于体型偏胖病人，多食膏粱厚味，腠理不固，阳气不得宣泄，郁而为热，致血沸于上；或素食咸寒，血液凝滞；又或烟酒无度，热毒渗胃，浸胆入肝，毒聚伤血，气血逆乱。饮食不节过食肥甘厚味醇酒，伤及脾胃，酿生痰热，痰瘀互阻，积热生风，导致脑脉瘀滞而发中风。如《素问·通评虚实论》所云："凡治消瘅仆击，偏枯痿厥，气满发逆，甘肥贵人，则膏粱之疾也。"近人张山雷《中风斠诠·论昏瞀猝仆之中风，无一非内因之风》所谓："肥甘太过，酿痰蕴湿，积热生风，致为暴仆偏枯，猝然而发，如有物击使之仆者，故仆击而特著其病源，名以膏粱之疾。"

3. 他病导致

久患消渴眩晕、颈源性脑供血不足等延误治疗，气血逆变，抑或有误用药物，总体病机主要是在上述各种病因下，机体气血逆乱于上，损伤大脑，致生脑病。脑气机受阻，气化迟滞生风，风动生热，久而不解，风热损伤脑髓经络、脉络导致出血，或是"脑中血海"之血络、毛脉受损造成循环障碍，血失气煦，凝结堵塞脑络，损伤神机，神经失养而生缺血性中风。清窍阻塞不通，上下失应，阴阳互离，精、气、神不能互生互化而欲脱散，故发昏聩，昏迷，内闭外脱之危证。

此类病人多发病急迫，始发口眼㖞斜，渐见半身不遂，言语涩滞，最后偏身肢体麻木不能活动，唇缓流涎或见呵欠不止，多以喜睡为主。

此类病人由发病开始，如果没有特别的对症准确的干预治疗，七日之内，不论病症之深浅轻重，其病情多加重，此为正不束邪，邪气渐进，脑元精气受损，营卫不调，损及元神，神机欲息未绝，症必见头痛，神志昏聩，甚则昏迷，危则内闭外脱之候。概而言之病情轻、重、险、危之象预后善恶未定，必须药力救治之，待到病发两候之时，正气来复之际，药力已至，一可扶正，二能祛邪，正盛邪衰，病情轻者，渐趋康复，而险、危之候转安，用药得当，亦有康复之望。反之，情况不容乐观。

4. 内伤积损

随着年龄老化，正气自虚，或久病迁延，或恣情纵欲，或劳逸失度，损伤五脏之气阴，气虚则无力运血，脑脉瘀滞；阴虚则不能制阳，内风动越，突发本病。如明·李东垣《医学发明·中风有三》云："凡人年逾四旬，多有此疾。"此证多见猝倒，猝倒多由昏聩引起。本皆内伤积损颓败而然，原非外感风寒所致。

5. 体态肥盛

体态肥盛之人多气衰痰湿较重，易致气滞血瘀，因风阳上扰而致血瘀脑脉，发为中风。如元·王履《医经溯洄集·中风论辨》所云："凡人年逾四旬气衰之际，或因忧喜忿怒伤其气者，多有此疾，壮岁之时无有也，若肥盛则间有之，亦是形盛气衰而如此。"

6. 季节变化

本病一年四时均可发生，但受季节变化影响。入冬猝然变冷，寒邪入侵，可影响血脉运行。《素问·调经论》谓"寒独留，则血凝泣，凝则脉不通"，是以容易发中风。现代研究发现，寒冷等环境因素也是中风高发的诱因，即古人所谓中风之"外因"，但从临床来看，本病以"内因"为主。

（二）病机

中风的主要病机总的来说，有风、火（热）、痰、瘀、虚五端，在一定条件下相互影响，相互转化，引起内风旋动，气血逆乱，横窜经脉，直冲犯脑，导致血瘀脑脉或血溢脉外而发中风。风痰入络，血随气逆，横窜经脉，瘀阻脑脉，则发中风，甚则阳极化风，风火相煽，气血逆乱，直冲犯脑，神明不清，可致中风神昏。此外，气虚而无力帅血，导致血液瘀滞不行，血瘀脑脉而发中风，即所谓"虚气留滞"；阴虚则不能制阳，内风动越，上扰清窍，也发本病。临床上，五种病理因素之间常互相影响，或兼见或同病，如气虚与血瘀并存，痰浊和瘀血互结等。本病的病变部位在脑，涉及心、肝、脾、肾等多个脏腑。中风急性期，以半身不遂、口眼㖞斜、肌肤不仁为主症而无神昏者，此属中经络，损伤脑络，病情较轻；初起即见神志昏蒙或谵语者，为病入脏腑，伤及脑髓，病情较重。如果起病时神清，但三五日内病情逐渐加重，出现神志昏蒙或谵语者，则是病从经络深入脏腑，病情由轻转重，反之亦然。然而，若风阳痰火，上冲于脑，导致气血逆乱，蒙蔽清窍，则见猝然昏仆，不省人事，肢体拘急等中脏腑之闭证；若风阳痰火炽盛，耗灼阴精，阴损及阳，阴竭阳亡，阴阳离决，则出现口开目合，手撒肢冷，气息微弱等中脏腑之脱证。这些都是中风的重证，可危及患者生命。本病的病机演变常见于本虚标实之间。急性期以风、火（热）、痰、瘀为主，常见风痰上扰、风火相煽，痰瘀互阻，气血逆乱等"标"实之象。恢复期及后遗症期则以虚中夹实为主，多见气虚血瘀、阴虚阳亢，或血少脉涩、阳气衰微等"本"虚之证。通常情况下，若病情由实转虚，为病情趋于稳定；若病情由虚转实，常见外感或复中之证，则提示病情波动或加重。此外，中风后可因气郁痰阻而出现情绪低落、寡言少语等郁证之象，也可因元神受损而并发智能缺损或神呆不慧、言辞颠倒等中风神呆表现，还可因风阳内动而出现发作性抽搐、双目上视等痫证表现。凡此种种，都是中风的并病或变证。

中风多属中老年疾患，随着年龄增加，脏腑功能逐渐衰退，危险因素增加，如果加上生活起居不慎，情志失调等，导致"风、火、痰、虚、气、瘀"等危险因素的形成，而这些危险因素的形成过程及蓄积过程，是疾病形成的早期阶段，等蓄积到一定程度，从量变到质变，终至中风病发病。明确中风病病因病机，积极干预这一量变到质变的危险因素就是中风病未病先防的关键因素。既病防变，防微杜渐，中风有病位浅深、病情轻重的不同，临床有中经络和中脏腑之别，轻者中经络，重者中脏腑。中经络者虽有半身不遂，口眼㖞斜、语言不利，但意识清楚；中脏腑者则昏不知人，或神志昏蒙，伴见肢体不用。中风病名取"风"之意，风性善行数变，一旦发病，变化迅速，容易传变，由表及里，由脏及腑，而使病情进展，或牵及他脏，出现合并症及并发症。

中风病因多初有内伤，再受外因、情志刺激及环境变化等因素影响而发病，病因复杂，病机多变，对中风病应做到未病先防、既病防变。首先重视中风病的早发现、早诊断和早治疗；充分认识到中风病的病因和机理，根据病因针对性采取药物治疗（中药制剂静滴）、特色疗法（针灸、推拿等）、护理及饮食调护。以卫气营血作为主要方向，动态观测中风病的病位深浅及传变，急性发作期以"外风"立论，随着病情发展，掌握由表入里，由浅入深的发展变化规律，争取治疗的主动权，以防止卫气营血的传变，防止变生他证。根据五脏（五行）之间相生相克原理，预测原发脏腑病变的发展趋势，采取预防性治疗，防止他脏疾病的出现，可有效地防止合并症及并发症的出现。中风病多先有积损正衰，脏腑失调，阴阳失衡，导致正气不足、气血衰弱，且脉络空虚为病理基础，发病之初在积极去除致病因素同时，也要重视内伤的发病基础，扶助正气，调和气血，培本固元。总之，人体在患中风病之后，早诊断、早分析确认病因病机，掌握发病的病理基础，明确病变脏腑及病变传变规律，有针对地、及时地采取有效措施，尽早治疗，阻断疾病发展及传变。

休养生息，调理体质，减少中风易感性。体质是人体生命活动的一种极其重要的外在表现形式，它与机体是否患病，能否保持健康有着密不可分的联系。《灵枢·寿夭刚柔论》记载："人之生也，有柔有刚，有弱有强，有短有长，有阴有阳"，充分表现了不同个体的体质差异。近年来已有诸多专家学者提出了体质在发病中起决定性作用的学说理论：不同的体质类型对疾病有着不同的易感性及所产生疾病类型的倾向性，体质的差异不仅决定了疾病的病理变化还决定了证候的不同类型；相同的致病因素作用于不同体质的人体时也可出现不同的病变类型及表现形式；体质甚至决定了疾病的转归及预后。梁群教授根据中风病的发病特点，结合多年来的经验，认为体质因素在中风病发生及发病证型方面起到重要作用。

三、辨 证 论 治

（一）中经络

1. 风阳上扰证

症状　半身不遂，肌肤不仁，口眼㖞斜；言语謇涩，或舌强不语；急躁易怒，头痛，眩晕，面红目赤，口苦咽干；尿赤，便干。

舌象　舌红少苔或苔黄。

脉象　脉弦数。

分析　肝阳偏亢，风阳上扰，故头痛、眩晕；肝阳有余，化热扰心，故急躁易怒。肝阳化热，出现面红目赤，口苦咽干，尿赤，便干等热象。

治法　清肝泻火，息风潜阳。

处方　天麻钩藤饮。天麻10g，钩藤15g，生石决明20g，栀子12g，川牛膝10g，益母草12g，黄芩12g，杜仲12g，桑寄生12g，茯神12g，首乌藤12g。

方解　本方中天麻、钩藤平肝息风，生石决明镇肝息风，黄芩、栀子清热泻火，川牛膝引血下行，益母草活血利水，杜仲、桑寄生补益肝肾，夜交藤、茯神安神定志。

加减应用　若头痛重，去杜仲、桑寄生，加川芎、木贼草、菊花、桑叶清热止头痛；若急躁易怒重，加牡丹皮、生白芍、珍珠母凉血清肝；若兼便秘不通，去杜仲、桑寄生滋补之品，加生大黄、玄参泄热通便等。

2. 风痰阻络证

症状　肌肤不仁，甚则半身不遂，口眼㖞斜；言语不利，或謇涩或不语；头晕目眩。

舌象　舌质暗淡，舌苔白腻。

脉象　脉弦滑。

分析 痰浊瘀血停滞于经络之中，故见半身不遂、口眼㖞斜、舌强语謇。痰浊瘀血内停、筋脉失于温煦濡养，故见肢体麻木或拘急。痰浊蒙闭清窍，则见头晕目眩。舌脉为痰湿内盛之象。

治法 息风化痰，活血通络。

处方 半夏白术天麻汤。天麻10g，半夏10g，橘红5g，茯苓10g，甘草5g，白术10g，生姜3g，大枣3枚。

方解 方中以半夏、天麻为君药，其中半夏燥湿化痰，降逆止呕；天麻平肝息风而止头眩，两药合用，为治风痰眩晕头痛要药。白术、茯苓健脾祛湿，以治生痰之源，共为臣药。陈皮理气化痰，使气顺痰消，为佐药。甘草调和诸药，为使药。兼加姜枣，以和中健脾。诸药合用，能使风息痰消，眩晕自愈。

加减应用 若眩晕较甚且痰多者，加胆南星、天竺黄、珍珠粉涤痰止眩；若肢体麻木，甚则肢体刺痛，痛处不移，加丹参、桃仁、红花、赤芍祛瘀止痛；若便干便秘，加大黄、黄芩、栀子清热祛火通便。风痰瘀结，日久化热，不宜久服本方，以免过于温燥，助热生火。

3. 痰热腑实证

症状 半身不遂，肌肤不仁，口眼㖞斜；言语不利，或言语謇涩；头晕目眩，吐痰或痰多，腹胀、便干或便秘。

舌象 舌质暗红或暗淡，苔黄或黄腻。

脉象 脉弦滑或兼数。

分析 痰热阻滞，风痰上扰，腑气不通，故见突然发病，半身不遂，神识欠清或昏蒙；腑气不通，故见腹胀，便秘，舌质暗红，或有瘀点瘀斑，苔黄腻，脉弦滑为痰热腑实之象。

治法 清热化痰，通腑泻浊。

处方 星蒌承气汤。胆南星10g，全瓜蒌10g，生大黄5g，芒硝5g。

方解 方中生大黄荡涤胃肠积滞，通腑泄热；芒硝咸寒软坚；瓜蒌、胆南星清热化痰。

加减应用 若痰涎较多，可合用竹沥汤，即竹沥、生葛汁、生姜汁相合清热化痰；若头晕较重，加天麻、钩藤、菊花、珍珠母平肝潜阳消头晕；若舌质红而烦躁不安，彻夜不眠者，加生地黄、麦冬、柏子仁、首乌藤清热安神养血；少数患者服用星蒌承气汤后，仍腑气不通，痰热腑实甚者，可改投大柴胡汤通腑消痰治疗。

4. 气虚血瘀证

症状 半身不遂，肌肤不仁，口眼㖞斜；言语不利，或謇涩或不语；面色无华，气短乏力；口角流涎，自汗，心悸，便溏；手足或偏身肿胀。

舌象 舌质暗淡或有瘀斑，舌苔薄白或腻。

脉象 脉沉细、细缓或细弦。

分析 气虚血行无力，阴血滞涩、瘀阻脉络脑窍，出现半身不遂，肌肤不仁，气虚为本，面色无华，气短乏力；口角流涎，自汗，心悸，便溏。气虚为本，血瘀为标，瘀血内停，阻滞脉络，可加剧气机阻滞，同时"瘀血不去新血不可生"。瘀血既是病理产物，又是致病因素，血瘀既是缺血的结果，又是缺血的根本原因所在。

治法 益气扶正，活血化瘀。

处方 补阳还五汤。生黄芪 50g，当归尾 15g，赤芍 9g，川芎 9g，桃仁 6g，红花 9g，地龙 5g。

方解 本方重用黄芪补气，配当归养血，合赤芍、川芎、桃仁、红花、地龙以活血化瘀通络。

加减应用 若心悸、气短、乏力明显，加党参、太子参、红参；若肢体肿胀或麻木、刺痛等血瘀重者，加莪术、水蛭、鬼箭羽、鸡血藤；若肢体拘挛，加穿山甲、水蛭、桑枝；若肢体麻木，加木瓜、伸筋草、防己；上肢偏废者，加桂枝、桑枝；下肢偏废者，加续断、桑寄生、杜仲、牛膝。

5. 阴虚风动证

症状 半身不遂，一侧手足沉重麻木，口眼㖞斜，舌强语謇；平素头晕头痛，耳鸣目眩，双目干涩，腰酸腿软；急躁易怒，少眠多梦。

舌象 舌质红绛或暗红，少苔或无苔。

脉象 脉细弦或细弦数。

分析 肝肾不足为酿成中风的根本，肝肾之阴不足，则筋脉失养，故见肢体麻木。阴虚则阳亢，故见眩晕耳鸣。风从内生，风主动，故手足拘挛或蠕动。虚火内生，内扰神明，故心烦失眠。舌脉亦为阴虚内热之象。

治法 滋养肝肾，潜阳息风。

处方 镇肝熄风汤。生龙骨 15g，生牡蛎 15g，代赭石 30g，白芍 15g，天冬 15g，玄参 15g，龟板 15g，怀牛膝 30g，川楝子 6g，茵陈 6g，生麦芽 6g，甘草 5g。

方解 方中怀牛膝归肝、肾之经，重用以引血下行，并有补益肝肾之效，为主药。代赭石和龙骨、牡蛎相配，降逆潜阳，镇肝息风，是为辅药。龟板、玄参、天冬、白芍滋养阴液，以制阳光；茵陈、川楝子、生麦芽三味，配合主药清泄有余之肝阳，条达肝气之郁滞，以利于肝阳之平降潜镇，为佐药。甘草调和诸药，与麦芽相配，能和胃调中，防止金石类药物碍胃，均为使药。

加减应用 若痰盛者，可去龟板，加胆南星、竹沥；若心中烦热者，加黄芩、生石膏；若心烦失眠者，加黄连、莲子心、栀子、首乌藤；若头痛重者，可加生石决明、珍珠母、夏枯草、川芎，另外还可酌情加入通窍活络的药物，如地龙、全蝎、红花。

（二）中脏腑

1. 阳闭

症状 突然昏仆，不省人事；牙关紧闭，口噤不开，两手握固，大小便闭，肢体强痉，兼有面赤身热，气粗口臭，躁扰不宁。

舌象 舌苔黄腻。

脉象 脉弦滑而数。

分析 风阳痰火、痰热蒙闭清窍，壅阻经隧，热扰神明，出现突然昏仆不省人事，阳明热盛，导致大小便闭，阳盛蕴结于里，气机失常。

治法 清热化痰，开窍醒神。

处方 羚羊角汤合安宫牛黄丸。羚羊角粉 6g，菊花 6g，夏枯草 5g，蝉衣 3g，柴胡 3g，薄荷 3g，生石决明 24g，龟板 25g，白芍 3g，生地黄 20g，大枣 10 枚。

方解 本方中羚羊角清肝息风，为君药；配以菊花、夏枯草、蝉蜕凉肝息风，清肝泻火；薄荷、柴胡疏发肝经郁热；丹皮清热凉血，活血散瘀。白芍、龟板、生地、石决明潜阳育阴；诸药配伍，共奏育阴潜阳，清肝息风之效。合用安宫牛黄丸辛凉开窍醒脑。

加减应用 若痰盛神昏者，可合用至宝丹或清宫汤；若热闭神昏兼有抽搐者，可加全蝎、蜈蚣，或合用紫雪丹。临床还可选用清开灵注射液或醒脑静注射液静脉滴注。

2. 阴闭

症状 突然昏倒，不省人事；牙关紧闭，口噤不开，两手握固，大小便闭，肢体强痉；面白唇暗，四肢不温，静卧不烦。

舌象 舌苔白腻。

脉象 脉沉滑。

分析 痰浊偏盛，上壅清窍，内蒙心神，神机闭塞。

治法 温阳化痰，开窍醒神。

处方 涤痰汤合苏合香丸。制胆南星 12g，制半夏 15g，橘红 10g，枳实 9g，茯苓 12g，石菖蒲 9g，竹茹 6g，人参 9g，甘草 3g，生姜三片，大枣五枚。合用苏合香丸。

方解 本方在除湿祛痰的二陈汤基础上，加枳实、竹茹、胆南星以祛风、清热、涤痰，再配人参扶助正气，石菖蒲芳香开窍，共呈开窍涤痰之功效。

加减应用 若四肢厥冷者，加桂枝；若兼风象，加天麻、钩藤；若见戴阳，乃属病情恶化，宜急进参附汤、白通加猪胆汁汤鼻饲，或参附注射液静脉滴注。

3. 脱证

症状 突然昏仆，不省人事，目合口张，鼻鼾息微，手撒遗尿；汗多不止，四肢冰冷。

舌象 舌痿。

脉象 脉微欲绝。

分析 正不胜邪，元气衰竭，阴阳欲绝。

治法 回阳固脱。

处方 参附汤。人参 15g，附子 15g，生姜 15g。

方解 方中人参甘温大补元气；附子大辛大热，温壮元阳。二药相配，共奏回阳固脱之功。

加减应用 若汗出不止者，可加炙黄芪、生龙骨、煅牡蛎、山茱萸、醋五味子；阳气恢复后，若又见面赤足冷、虚烦不安、脉极弱或突然脉大无根，是由于真阴亏损，阳无所附而出现虚阳上浮欲脱之证，可用地黄饮子，或参附注射液或生脉注射液静脉滴注。

（三）急性期的分步处理

急性期初发病（24 小时以内）的治则是以通为主，源于此病实为标急本缓，邪实于上，新暴之病，邪去则可通；阴阳气血可得平，故治法应以破血化瘀，泻热醒神，豁痰开窍为原则指导临床急救用药。此后不论轻、重，3～7 天之内，瘀血痰毒，风热均在于脑，必然引起精气神等郁遏不伸，阳气不能宣发于外，郁积于内，而生瘀血，瘀若得热则可散，瘀散则痰随之消，另有大部分病人，因正气不支，邪气失约，复感外邪，内外合邪而发热，治宜清热解毒，活络化瘀。

发病 72 小时以内者，可先投三化汤加生蒲黄、桃仁、煨皂角水煎服之，同时用醒脑静注射液、血塞通注射液静脉滴注，一天两次，疗程 28 天。同时口服抵当汤 6 小时 1 次，神昏病人用鼻饲或肛门高位灌肠。除汤剂外，病情严重者可用醒脑安神胶囊，每次 4～6 粒，6 小时 1 次，连服 14 天。病至 15 天汤剂改用补阳还五汤减黄芪加生蒲黄、苏木、土鳖虫、豨莶草水煎服，8 小时 1 次，亦可选用脑得生片每次 7～8 粒，8 小时 1 次，连服 14 天。

本病急救过程中，症见神志不清，重则昏迷者加服安宫牛黄丸，每次 1 丸，8 小时 1 次。烦躁不安者加服黄连解毒汤送服局方牛黄至宝丹 1 丸，6 小时 1 次。头风旋、血压高者，汤剂加羚羊角、玳瑁、莱菔子。曲池穴放血，再用吴茱萸、附子、怀牛膝、茺蔚子为面，蜂蜜调和，敷足心涌泉穴 24 小时。脱证，血压低者加用参麦注射液，或参附注射液，静脉滴注；头痛如破者，以川芎、辛夷、冰片、白芷、硼砂、麝香各适量共为细面即是。呕血便血者，加服大黄黄连泻心汤加白及、马灯草水煎服，6 小时 1 次。真心痛（急性心肌梗死）者，加用参麦注射液，静脉滴注，一天两次；汤剂加服四妙勇安汤，药用金银花、当归、玄参、生甘草水煎服，6 小时 1 次。喉间痰鸣如锯者，药用鲜沥水一汤匙，兑入猴枣散一片灌之。呃逆者，要注意预防合并心衰、真心痛，此为"心主噫"，噫者心气伤之象，加服平逆止呃汤，药用炒刀豆、青皮、枳壳、旋覆花、半夏、鲜姜、枇杷叶、莱菔子，水煎服，8 小时 1 次，气虚者加生晒参。肺热病（肺部感染）发热者加服清肺汤，药用羚羊角、玳瑁、金荞麦、虎杖、黄芩、杏仁、生石膏、金莲花、七叶一枝花，水煎服，6 小时 1 次，同时兑服瓜霜退热灵 7 粒服之。已合并有心衰者，加服白通加猪胆汁汤治之，6 小时 1 次。神昏，不省人事者，加用醒脑静注射液，静脉滴注，一天两次，汤剂用宣窍醒神汤，药用水牛角、羚羊角、玳瑁、石菖蒲、郁金、白薇、栀子仁水煎服，牛黄、麝香、龙涎香、安息香、冰片、西红花、莲子心、胆星、煨皂角共打粉，每次服 20g，6 小时 1 次；再用此散纱布包好放入两耳孔中 12 小时取出。吞咽困难，饮水即呛者，药用会厌逐瘀汤，再配合针刺疗法，取天突穴、金津穴（点刺）、玉液穴（点刺）、翳风穴治之。病至 5～7 天症见患肢肿胀者，药用透骨草、三棱、莪术、片姜黄、防己、急性子，水煎熏洗。

梁群教授还提出破血化瘀、泻热醒神、化痰开窍的中风治疗总则，同时适用于缺血性和失血性中风，为缺血出血情况不明的用药提供了较好的依据，使中风的死亡率和致残率明显下降。

四、病案举例

病案 1

李某某，男，65 岁，初诊日期：2018 年 10 月 5 日。

患者脑梗死病史 6 年余，未留有肢体活动不利后遗症；平日里自觉头晕沉、胀痛；周身乏力，身上无力感明显。近日来自觉不适症状明显。查体：神清言明，精神倦怠，血压：110/80mmHg，四肢肌力、肌张力正常。四肢痛觉减退。中医查体：面色黑，双眼无神，头晕，浑身乏力，近来自觉周身麻木明显，感觉两腿下坠沉重如"双腿灌铅"，腰酸背痛如"身背大石"，晚间睡卧不安，舌体胖大，苔白厚，脉沉细。

中医诊断　中风（中经络，风痰阻络证）

西医诊断　脑梗死后遗症。

治法　培补元气，温化寒湿。

处方　参附汤加减。人参 20g，生附片 50g，干姜 70g，炙甘草 20g，7 剂，每日 1 剂，水煎服。

二诊（2018 年 10 月 12 日）：患者服药后面上黑气渐退，头晕明显好转，其他症状依然存在，未见明显好转。此时可判断药已中病。处方：上方去大补元气之人参，避免长期应用提高患者血压。加重生附片至 70g，干姜 75g，炙甘草 30g，以加强温化寒湿之功。继续服药 7 天。

三诊（2018 年 10 月 19 日）：患者服药 7 天后面色黧黑完全消失，恢复至面如常色，头晕消失，自我感觉身上逐渐有力，腰酸明显好转，睡眠已恢复正常。寻求继续用药，上方加用杜仲 20g，淫羊藿 30g，桂枝 15g。加强补肝益肾功效以改善腰膝酸软之症，最后以服用四逆汤收功。患者未间断服药一月有余，不适症状全部消失，神清气爽，自觉年轻十岁，精力充沛、活力四射。

按　本案患者证属于元气亏虚证，体内寒湿无法运化周身气血，不达四末，治以培补元气，温化寒湿。梁群教授治疗此证，重用大辛大热之品。一诊根据患者病情以人参甘温大补元气；附子大辛大热，温壮元阳，推动运化周身气血。二诊以浑身无力感为主，近来全身麻木等寒湿症状仍然存在，继续温壮元阳以祛寒除湿活血通络。三诊近来自觉周身麻木明显，感觉两腿下坠沉重如"双腿灌铅"，腰酸背痛如"身背大石"，晚间睡卧不安。腰酸症状虽有好转但仍存在，给予患者加用杜仲、淫羊藿强筋健骨，补益肝肾；桂枝温阳通脉。

梁群教授认为此虽属风痰阻络证，但因元阳虚损引起阳气亏损则津液不行，聚而为痰，因此应以大辛大热之品温补元阳，祛寒除湿，使津液得行，痰饮得散，经脉得畅，患者得安。

病案 2

刘某某，男，68 岁。初诊时期：2015 年 11 月 13 日。

患者家属诉其于 2013 年中风（脑梗死），多次住院治疗后，效果不明显仍遗留下肢活动不利后遗症，但近半年来，患者神志出现明显障碍，经常不认家人。经熟人介绍，前来梁群教授门诊就诊。现症：神志不清，不认亲人。言语謇涩，交流障碍，口中多痰涎，双下肢行走无力，双下肢肌力 3+级，可辅助步行。偶有遗尿。舌苔白滑，脉细数。

中医诊断 中风之喑痱（阴闭）。

西医诊断 脑梗死后遗症。

治法 清热化痰，开窍通络。

处方 地黄饮子合导痰汤。熟地黄 10g，山茱萸 15g，茯苓 15g，五味子 6g，石菖蒲 30g，炙远志 10g，石斛 10g，肉苁蓉 20g，巴戟天 15g，陈皮 10g，法半夏 15g，枳实 10g，胆南星 6g，甘草 6g，制白附子 6g，野天麻 20g，全蝎 6g，地龙 10g。10 剂，水煎服。另：鲜竹沥 5 盒，早、晚各服 1 支。

二诊（2015 年 11 月 25 日）：患者神志已清，言语较前明显清晰，可与家属简单交流。双腿行走较之前有力，遗尿仍存在。舌苔白滑，脉细滑。拟原方加入麦冬 15g，黑附片 6g，炒鹿筋 10g，小海马 10g；去制白附子、野天麻、全蝎、地龙，以增助阳益阴之功。继续服药 15 剂。

三诊（2015 年 12 月 11 日）：患者恢复神清言明，双腿行走有力，遗尿明显好转，夜间尿频，偶有遗尿，舌苔薄白滑，脉细滑。拟原方再进 15 剂。

四诊（2015 年 12 月 28 日）：患者说话清晰如常，行走正常，遗尿已止，舌苔薄白，脉仍细滑。拟原方再进 20 剂，善后收功。

按 患者属中风之喑痱，当以地黄饮子专治喑痱。又因该患者痰涎壅盛，故合导痰汤，化痰以开窍通络。经过系统治疗，痰涎清除，脑窍得开，脉络通畅，喑痱自然得愈。地黄饮子，为补益剂，具有滋肾阴，补肾阳，开窍化痰之功效。主治下元虚衰，痰浊上泛之喑痱证。舌强不能言，足废不能用，口干不欲饮，足冷面赤，脉沉细弱。以此为主方加减临床还常用于治疗顽固性高血压、动脉粥样硬化、中风病后遗症、脊髓炎恢复期等慢性疾病过程中出现的阴阳两虚者。

病案 3

张某某，男，54 岁。初诊日期：2019 年 5 月 6 日。

患者 2019 年 3 月于西医院诊断为脑梗死，经常规西医治疗后，不适症状略有好转，遗留左侧肢体活动不利后遗症，近日来患者自述头痛，左侧肢体活动不利加重，查体：神清言明，左侧面部中枢性瘫痪，左侧嘴角低，偶有流口水不自知，伸舌左偏，左侧上肢肌力 3 级，左侧下肢肌力 3+级，左侧肢体肌张力略高，偏瘫步态，左侧巴宾斯基征阳性，左侧肢体痛觉减退。症见面色㿠白，头痛隐隐而持续，四肢麻木，半身不遂，口眼喎斜，舌淡而有瘀斑，脉弦细。

中医诊断 中风（中经络，气虚血瘀证）。

西医诊断 脑梗死。

治法 补气活血，软坚升举。

处方 补阳还五汤加减。黄芪 20g，党参 15g，附子 10g，升麻 15g，柴胡 10g，乳香 15g，没药 15g，丹参 10g，地龙 15g，赤芍 10g，生地 10g，熟地 10g，川芎 10g，当归 10g，龟板 10g，鳖甲 10g，茺蔚子 10g，三七 10g。每日 1 剂，水煎 2 次，早晚饭后服。共 7 剂。

二诊（2019 年 5 月 13 日）：患者心悸、气短、乏力明显，加党参 10g、太子参 10g、红参 10g 以增强补气活血之功。

三诊（2019 年 5 月 20 日）：患者自述肢体麻木明显，加木瓜、伸筋草、防己；患者口服半月药物后，不适症状明显缓解，建议患者用针灸及现代康复治疗。1 月后随访，患者完全恢复健康，正常工作生活。

按 脑血管疾病为现如今最常见病之一，亦为疑难病之一，难以完全治愈。致残率、致郁率均极高。补阳还五汤为治疗中风病的最为经典有效的方药之一，其有两个特点：一是补气，脑梗死病久者，多成气虚，因气虚而无力康复，所以补气尤为重要，补气则有治愈之可能；补气可以行血，使血行畅通；补气又可以升血，病源在上，使脑血充足，循行通畅则病可愈。二是升阳活血，活血可说是治本之法，但要达到活血的目的需注意三点，一为化瘀，二为软坚，三为温通。活血化瘀必用乳没地龙之品，必用养阴补精之品，养阴补精可软化血管。凡血管硬化者不论是风、是痰而必兼燥热，燥热伤阴耗精，血管失去濡养而失去应有之弹性，故要养阴补精。温通，血脉得温则通，得寒则凝，故要加附子、干姜、桂枝温通。软坚，养阴补精就是从根本上软坚，其次药品用盐制也可以达到软坚的目的。

此外，梁群教授还特别强调，中风的治疗不论是在急性期、恢复期还是后遗症期，针灸治疗都起到了不可比拟、无可替代的重要作用。从中风重症角度论述，针灸可治疗中风引起的真、假性延髓麻痹症状，可以提高重症病房内艰难性撤机的撤机率及气管切开的封管速度。

第八章 血 证

凡由各种原因导致血液不循常道，或上溢于口鼻诸窍，或下泄于前后二阴，或渗出于肌肤所形成的疾患，统称为血证。

根据出血位置及方式的不同，血证常分为鼻衄、齿衄、咳血、吐血、便血、尿血、紫斑。如鼻衄为鼻腔出血。齿衄为齿龈出血，又称为牙衄、牙宣。咳血为肺及气管的血经口咳出，亦可称咯血。经胃呕吐而出为吐血、呕血。血液随大便而下为便血。尿血为小便中混有血液，或伴有血块。紫斑为血液溢出于肌肤之间造成皮肤青紫斑点或斑块，亦有称为肌衄者。

西医学中呼吸系统、消化系统、泌尿系统的急慢性疾病及造血系统病变所引起的出血性疾病都属本病范畴，均可参考本节辨证论治。

一、名家经验集成

（一）名老中医邱家廷治疗上消化道出血的经验

邱家廷教授是南京中医药大学的博士生导师，在中医内科学领域已有 30 多年的教学、科研工作经验。邱教授对脾胃疾病颇有研究，主要从五个方面论述了上消化道出血的原因，即胃热炽盛、肝火犯胃、瘀血停滞、阴虚火旺、脾胃虚弱。

1. 胃热炽盛证

多因平素嗜食厚味辛辣之品，湿热蕴积于胃，胃中积热日久，化火灼伤脉络，血溢脉外，火热迫血妄行所致。临床症见：猝然呕血，色紫暗，量多，心下灼热疼痛，大便秘结，小便短赤，舌红，苔黄厚或腻，脉滑数。治以清胃泻火、凉血止血，方选泻心汤合四生丸加减。黄连 3g，黄芩炭 15g，生大黄 10g，侧柏叶 10g，荷叶炭 10g，艾叶炭 15g，生地黄 20g，紫珠草 15g，煅瓦楞子 20g，海螵蛸 20g，白及 20g，麦芽 20g，谷芽 20g。

2. 肝火犯胃证

多因情绪暴躁，怒则伤肝，肝火旺盛，横逆犯胃灼伤胃络，致使血液溢出脉外。临床症见：呕吐鲜血或解紫暗样便，伴有胁痛，心烦易怒，口苦干，睡眠差，嗳气吞酸，或黄疸，蜘蛛痣，肝掌，舌质红绛，苔黄，脉弦数。治以泻肝清胃，凉血止血，方选龙胆泻肝汤合左金丸加减。龙胆草 15g，黄连 3g，黄芩炭 20g，焦栀子 6g，生地黄 15g，通草 6g，淡竹叶 10g，车前子 10g，吴茱萸 3g，白茅根 20g，旱莲草 20g，藕节炭 15g，川楝子 10g，麦芽 20g，谷芽 20g。

3. 瘀血停滞证

多因已出之血留滞于经脉之中，旧血不去，新血不生，血络难以痊愈而致。呕紫黑样血，多夹有瘀块，或黑便，迁延反复，伴针刺样胃脘痛，拒按，面色晦暗，舌紫暗，脉弦涩。治以活血化瘀，降逆止血，方选化瘀止血汤加减。丹参 15g，赤芍 15g，当归 10g，桃仁 10g，茜草 20g，泽兰 10g，蒲黄炭 10g，三七粉 3g（另冲），牛膝 15g，降香 10g，枳壳 15g，藕节 15g，延胡索 10g，川楝子 10g，白及 20g，麦芽 20g，谷芽 20g。

4. 阴虚火旺证

多因血出日久不愈，阴血耗损，久则真阴亏虚，水不制火，虚火上炎伤络，迫血外出所致。临床症见：呕血或便血迁延难愈，色赤且量多，伴消瘦，潮热盗汗，腰膝酸软等阴虚症状。舌红，苔少，脉细数。治以滋阴降火，养血止血，方选知柏地黄汤加减。知母 10g，黄柏 10g，生地黄 15g，泽泻 10g，茯苓 10g，牡丹皮 15g，白芍 20g，荷叶炭 15g，藕节炭 15g，白及 20g，麦芽 20g，谷芽 20g。

5. 脾胃虚弱证

多因忧思劳倦或因饮食不当伤及脾胃。临床症见：呕血不止，色淡，或大便稀溏，色黑或夹血色，伴体倦乏力，胃区隐痛，舌淡苔薄，脉沉细。治以益气健脾，养血止血，方选归脾汤加减。太子参 20g，黄芪 10g，麸炒白术 10g，茯苓 20g，当归 6g，炒酸枣仁 20g，枳壳 15g，艾叶炭 20g，木香 6g，白及 20g，白芍 20g，甘草 3g，山药 15g，麦芽 20g，谷芽 20g。

（二）陇上名医张志英治疗急性上消化道出血的经验

陇上名医张志英出身于中医世家，治疗急性上消化道出血经验丰富，独具一格。急性上消化道出血，属"呕血"范畴，是中医临床比较棘手的急性病证。

先生认为，急性上消化道出血当分寒热缓急，其急者出血量多而且色泽鲜红，来势汹涌；其缓者出血量少而有紫块。呕血病机多为肝郁脾弱，木郁克土，以致肝不藏血，脾不统血；同时木郁不疏以致中气失调，脾气不升，胃气不降，清浊相干，胃气上逆，则离经之血随之上逆而发为呕血。突出表现在如下三个方面：一为寒格气逆呕血；二为热格气逆呕血；三为气格气逆呕血。三者均为体虚标实之证。所谓格就是清气不升，浊气不降，寒热交错，阴阳格阻。寒格以急性呕血为多，脉多沉迟或细弱欲绝；热格以急性呕血为多，舌苔黄或舌心黑，脉弦数或沉数有力；气格属非寒非热，在排除寒格和热格的征象外，以脉弱无力或浮大重按不足为主。在辨证治疗方面，先生认为降逆是治疗呕血的有效措施，并在降逆的基础上，结合寒格、热格、气格不同的特点，辨证选药。在用药方面，寒格应用附子理中汤，方中干姜、炮姜并用以散寒；热格应用大黄黄连泻心汤加郁金、肉桂；气格应用苏子降气汤加减。如此辨治，常能于数剂内使血止。其后应用益气养阴和血之剂，作为善后治疗。

（三）刘清泉教授治疗脓毒症合并凝血功能障碍的经验

刘清泉为北京中医药大学教授，主任医师，现任北京中医医院院长，兼任中华中医药学会急诊分会副主任委员，已有30多年危急重症诊疗工作的经验，对中西医结合治疗脓毒症合并凝血功能障碍有着丰富的经验。

刘教授指出，脓毒症患者的凝血功能紊乱阶段的主要病机为瘀毒阻络而导致的气血功能失调。因此，调理气血是治疗脓毒症合并凝血功能障碍的首要条件，治疗时可应用红参补益，三七止血活血，采用少量频服的服药方法，有利于减轻脓毒症血液高凝状态。此外，刘教授治疗脓毒症合并凝血功能障碍患者还常经验性地应用血必净注射液。多项研究表明，血必净注射液能明显改善脓毒症患者的凝血功能，对调节脓毒症患者器官功能有积极作用。综上所述，由于瘀毒阻络病机贯穿脓毒症整个病程，刘教授认为在其各个时期均可早期应用活血化瘀类中药，配以血必净注射液进行治疗，可达活血化瘀、扶正通络的目的，降低脓毒症合并凝血功能障碍的病死率。

二、病　因　病　机

梁群教授认为血证病因主要为外邪侵袭、情志过极、饮食不节、劳倦过度、久病或热病。火热之邪侵袭上部脉络则易引起衄血、咳血、吐血，侵袭下部脉络则导致尿血、便血。情志过极如怒甚伤肝，肝气郁结化火，上逆犯肺则致衄血、咳血；横逆犯胃则吐血。饮食不节则易滋生湿热，损伤脉络则致衄血、吐血、便血；或损伤中焦，脾胃虚衰固摄血液不利，血液上行则吐血，下泻则便血。久病或热病后，一则阴精受损，易致阴虚火旺，迫血妄行而出血；二则正气亏虚，虚则不摄，血溢于脉外；三则久病阻滞血脉，血不循经而致出血。概而述之，造成上述各种情况出血的共同病机有二，一则因火热熏灼而迫血，一则因气虚不摄而血溢脉外。此外，若离经之血瘀久留于体内，极易蓄结成为瘀血，进而阻碍新血再生及气血畅行，使出血迁延反复，久难治愈。

三、辨　证　论　治

（一）鼻衄

1. 热邪犯肺证

症状　鼻腔干燥，出血，口干咽燥，或身热、咳嗽、咳痰等症。

舌象　舌质红，苔薄。

脉象　脉数。

分析　热邪侵肺，血热上循清窍，灼伤鼻窍脉络则鼻衄。火热上受，伤及肺阴则咽痛，鼻燥。肺气受邪失于宣降则咳嗽、咳痰。口干，舌红，脉数为热盛阴伤之象。

治法 清泄肺热，凉血止血。

处方 桑菊饮。桑叶 8g，菊花 10g，杏仁 6g，桔梗 6g，芦根 6g，甘草 3g，连翘 6g，薄荷 6g（后下）。上 8 味，以适量水煎药，汤成去渣取汁温服，每日 2 次。

方解 方中君药桑叶性凉，归肺经、肝经，既能疏宣肺热而止咳，配与菊花又能清肝平肝，清利头目，以助肝、肺气机升降。杏仁降气止咳，桔梗宣肺利咽，二者为宣降肺气、止咳常用组合。佐以连翘、薄荷疏散风热，芦根生津止渴。甘草作使药调和药性，同时和桔梗相配，还能清利咽喉，有佐药的作用。

加减应用 血热者，加丹皮、白茅根、旱莲草、侧柏叶。肺热盛者，加黄芩、栀子凉血，泻火解毒；若阴伤较重，可加玄参、麦冬、生地。

2. 胃热炽盛证

症状 鼻衄，或兼齿衄，血色鲜红，口渴欲饮，鼻干，口干臭秽，烦躁，便秘。

舌象 舌红，苔黄。

脉象 脉数。

分析 胃火上炎，可循足阳明胃经犯鼻及齿龈而迫血妄行，致鼻衄、齿衄。胃火伤津则鼻干，口渴，大便不畅，苔黄。胃热扰心则心烦。舌红，苔黄，脉数均为胃热炽盛之征。

治法 清胃泻火，凉血止血。

处方 玉女煎。石膏 15g，知母 5g，熟地黄 30g，麦冬 6g，牛膝 5g。

方解 方中石膏、知母清阳明之热，为君药；熟地黄益精滋阴，为臣药；麦门冬益胃除烦，善养肺胃之阴，与熟地黄相配，可增强滋阴之力，为佐药；牛膝引血热下行，又能补肝肾，强筋骨，为使药。

加减应用 出血甚者，可加大小蓟、侧柏叶、藕节。热势甚者，熟地黄改用生地黄，辅加丹皮、玄参、黄芩。便秘者，加生大黄。阴虚胃热者，加北沙参、玉竹等。

3. 肝火上炎证

症状 鼻衄，头痛目眩，耳鸣，烦躁易怒，面目红赤，口苦。

舌象 舌红。

脉象 脉弦数。

分析 肝火上行于孔窍迫血外出，故鼻衄。肝开窍于目，肝火上炎，故两目红赤。目眩耳鸣、口苦、烦躁易怒，舌红，脉弦数为肝经实火之象。

治法 清肝胃火，凉血止血。

处方 龙胆泻肝汤。龙胆草 6g，黄芩 6g，栀子 6g，泽泻 6g，木通 6g，车前子 6g，当归 6g，生地黄 12g，柴胡 6g，生甘草 3g。上 7 味，以适量水煎药，汤成去渣取汁温服，每日 2 次。

方解 方中柴胡、栀子、黄芩性苦，合用共增君药龙胆草清肝泻火之功，且栀子利水，配与木通、泽泻、车前子可清利湿热，使肝胆之火从小便而出。生地、当归、甘草滋阴养血，以防渗利、苦燥太过伤阴，从而使整方泻中有补，清利并用。

加减应用 若阴虚火旺较甚者，可酌加玄参、麦冬、生地黄等。若余热未清者，加芦根、金银花。虚热盛者，加醋鳖甲、青蒿。

4. 气血亏虚证

症状 鼻衄，或兼齿衄、肌衄，精神疲倦，乏力，面色苍白，头晕，耳鸣，心悸，夜寐不宁。

舌象 舌质淡。

脉象 脉细无力。

分析 气虚则固摄不利，血溢脉外则致鼻衄，或齿衄，肌衄。气血亏虚，难以濡养脑海、心神及四肢肌肉，故面色苍白，神倦乏力，头晕耳鸣，精神萎靡，心悸失眠。舌淡，脉细无力为气血不足之舌脉。

治法 补气摄血。

处方 归脾汤。白术 10g，黄芪 15g，党参 12g，炙甘草 10g，当归 15g，丹参 15g，龙眼肉 10g，木香 6g，鸡血藤 15g。

方解 方中以四君子汤益气健脾，配与黄芪补肺脾之气，增加益气生血之力；酸枣仁、远志、龙眼肉补养心神，与当归合用增加养血之效，为临床常用养血安神的组合；木香理气，使全方补而不滞。

加减应用 少腹疼痛拒按，加三棱、姜黄；少腹胀甚，加木香、莪术、青皮；虚寒较重，加干姜、小茴香、官桂；带下清稀，加山药、车前子；治崩漏，加三七、茜草。

对于上述不同证型的鼻衄，除了内服中药汤剂之外，还可配合外治法，以更快地达到止血的目的。可选用：①云南白药局部止血；②还可将棉条弄湿以蘸取塞鼻散塞鼻，其处方为：百草霜 15g，龙骨 15g，枯矾 60g，共研极细末。

（二）齿衄

1. 胃火炽盛证

症状 齿衄，血色鲜红，齿龈红肿疼痛，头痛，口臭。

舌象 舌红，苔黄。

脉象 脉洪数。

分析 胃火可循阳明经脉上熏至龈，故齿龈红肿疼痛，甚则络损血出。胃热上蒸故头痛。大便秘结，口臭，苔黄，脉洪数为阳明热盛之象。

治法 清胃泻火，凉血止血。

处方 加味清胃散合泻心汤。黄连（炒）5g，生地黄 3g，牡丹皮 3g，当归 3g，升麻 6g，水牛角 5g，连翘 5g，甘草 5g，大黄 10g，黄连 5g，黄芩 5g。

方解 黄连苦降，善清胃火，同时燥湿，有助于治牙龈肿痛及溃烂，配与升麻升散胃中积热，二者相制相成。连翘清热泻火，生地、丹皮、水牛角清热凉血，且丹皮与当归相配，养血活血，既助生地养阴，又能活血以助止痛。当归、甘草养血和中。合用泻心汤以增强其清热泻火之效。

加减应用 牙龈溃烂，伴有脓血者可酌加薏苡仁、冬瓜子。阳明热盛者，加石膏、大黄、知母等。

2. 阴虚火旺证

症状 齿衄，血色淡红，起病较缓，常因受热及烦劳而诱发，齿摇不坚。

舌象 舌质红，苔少。

脉象 脉细数。

分析 肾主骨，齿为骨之余，若长期受热或过度烦劳，久则易致肝肾阴亏，相火上浮，热迫血行，以致齿摇不坚，出血，其色淡红。舌红少苔，脉细数为阴虚火动之象。

治法 滋阴降火，凉血止血。

处方 六味地黄丸合茜根散。茜根 30g，黄芩 22g，栀子仁 7.5g，阿胶 15g（捣碎，炒令黄燥）。

方解 六味地黄丸为滋补肝肾之基本方，具有养阴补肾，滋阴降火之功，其中"三补"——熟地黄、山茱萸、山药补肾、肝、脾，"三泻"——泽泻、丹皮、茯苓可泻肾浊、泻虚热、健脾运；茜根散具有滋阴养血，凉血止血之功，二方互为补充，对阴虚火旺之齿衄有颇佳的临床疗效。

加减应用 出血甚者，可酌加仙鹤草、侧柏叶、藕节。虚火较甚者，加地骨皮、白薇、知母。

（三）咳血

1. 燥热伤肺证

症状 喉干痒，口干鼻燥，咳嗽，痰中带血，或有身热。

舌象 舌质红，少津，苔薄黄。

脉象 脉数。

分析 风热燥邪袭肺，肺络受损，故喉咙干咳、痰中有血丝。热燥津伤，故口干鼻燥，舌红少津，苔薄黄，脉数，为燥热伤津之象。

治法 清热润肺，宁络止血。

处方 桑杏汤。桑枝 3g，杏仁 4.5g，沙参 6g，浙贝母 3g，香豉 3g，栀皮 3g，梨皮 3g，桑叶 3g。

方解 方中桑叶擅长宣透表邪及燥热之邪，与栀皮、淡豆豉共用可宣降肺热，沙参、梨皮滋阴润燥，浙贝母、杏仁肃肺止咳。

加减应用 出血较多者，可另加云南白药。风热犯肺者，加金银花、菊花、连翘。津伤较甚者，可加麦冬、知母、玄参、天花粉等。

2. 肝火犯肺证

症状 咳嗽阵作，痰中带血或纯血鲜红，胸胁胀痛，烦躁易怒，口苦。

舌象 舌质红，苔薄黄。

脉象 脉弦数。

分析　情志郁结，久郁化火，故胸胁胀痛，烦躁易怒。邪热蕴结肝胆，上犯于肺，肺失清肃故见咳嗽、咳痰，甚则痰中带血。本证属实证，为肝肺同病，多属急危重症。

治法　清肝泻火，凉血止血。

处方　泻白散合黛蛤散。地骨皮 15g，桑白皮 15g，甘草 3g，粳米 6g，青黛 30g，蛤壳 300g。

方解　以桑白皮、地骨皮清泻肺热，蛤壳、甘草清肺化痰，同时甘草与粳米培土生金，可养肺胃之气，青黛清肝凉血。

加减应用　肝火甚者，加丹皮、栀子、黄芩。

3. 阴虚肺热证

症状　咳嗽痰少，痰中带血或反复咳血，血色鲜红，口干咽燥，颧红，潮热盗汗。

舌象　舌质红。

脉象　脉细数。

分析　阴虚肺热，火热灼伤肺络，故咳嗽痰少，痰中带血或反复咳血。肺热蒸化津液，故口干咽燥。颧红、潮热、盗汗，舌红，脉细数均为阴虚火旺之象。

治法　滋阴润肺，宁络止血。

处方　百合固金汤。熟地 9g，生地 9g，当归身 9g，白芍 3g，甘草 3g，桔梗 3g，玄参 3g，浙贝母 1.5g，麦冬 1.5g，百合 1.5g。

方解　本方百合能生津润肺，生地可清热凉血养阴，熟地可补肾阴，三者合用增强肺肾同治，滋养肺肾之功；玄参可清热泻火，滋阴，配与善补肺胃之阴之麦冬，增加养阴力量。当归、白芍益阴养血；浙贝母、甘草肃肺化痰止咳。

加减应用　阴虚者，加青蒿、鳖甲、地骨皮、白薇。盗汗自汗者加糯稻根、浮小麦、五味子等。

（四）吐血

1. 胃热壅盛证

症状　脘腹胀闷，甚则作痛，吐血色红或紫暗，常夹有食物残渣，口臭，便秘，大便色黑。

舌象　舌质红，苔黄腻。

脉象　脉滑数。

分析　胃热内郁，伤及胃络，故脘腹胀闷，吐血。胃气上逆则呕吐夹有食物残渣。火热耗伤胃津，故便秘。血随糟粕而下，故黑便。舌红，苔黄腻，脉滑数，为内有积热之象。

治法　清胃泻火，化瘀止血。

处方　泻心汤合十灰散。大黄 10g，黄连 5g，黄芩 5g，大蓟 9g，小蓟 9g，荷叶 9g，侧柏叶 9g，白茅根 9g，茜草根 9g，栀子 9g，大黄 9g，丹皮 9g，棕榈皮 9g。

方解　黄芩、黄连、大黄苦寒泻火，配与十灰散凉血止血，兼能化瘀。其中大蓟、小蓟为君，配与侧柏叶、茜草根、白茅根、荷叶清热凉血止血，棕榈炭收敛止血，丹皮凉血散瘀，栀子可清热利水，大黄清热泻下，两者相配，可增强通腑泄热、引血下行之力，分别从大、小便排出上部的火热。诸药共用，使全方具有凉血止血、清热泻火而不留瘀的优点。

加减应用 胃气上逆者，加代赭石、竹茹、旋覆花；热势较甚者，加大大黄、栀子用量；胃阴虚者，加麦冬、石斛、天花粉。

2. 肝火犯胃证

症状 吐血，色红或紫暗，口苦胁痛，心烦易怒，寐少梦多。

舌象 舌质红绛。

脉象 脉弦数。

分析 肝火横逆犯胃，胃络受损则吐血。肝火上炎，则口苦、胁痛、易怒。热扰心神，故心烦、寐少梦多。舌红绛，脉弦数，为肝火亢盛，耗伤胃阴之象。

治法 泻肝清胃，凉血止血。

处方 龙胆泻肝汤。见鼻衄下肝火上炎证。

方解 见鼻衄下肝火上炎证。

加减应用 胁痛甚者，加郁金、钩藤、制香附。

3. 气虚血溢证

症状 吐血不止，时轻时重，血色暗淡，神情倦怠，乏力，心悸气短，面色苍白。

舌象 舌质淡。

脉象 脉细弱。

分析 脾虚则统摄血液无力，故吐血不止，时轻时重，血色暗淡。脾虚无力运化水谷精微，不能滋养全身，故见神情倦怠，乏力，心悸气短，面色苍白。舌质淡，脉细弱为气血亏虚之征。

治法 健脾养心，益气摄血。

处方 归脾汤。见鼻衄下气血亏虚证。

方解 见鼻衄下气血亏虚证。

加减应用 若气损及阳，可酌加仙鹤草、白及、乌贼骨、炮姜炭等。

上述三种证候的吐血，若因吐血量过多致使气随血脱，症见面色苍白、四肢厥冷、汗出、脉微者，治以益气固脱，方用独参汤。

（五）便血

1. 肠道湿热证

症状 便血色红，大便不畅或稀溏，或有腹痛，口黏而苦。

舌象 舌质红，苔黄腻。

脉象 脉濡数。

分析 湿热蕴结肠道，熏蒸肠络以致便血。肠道传化失常则大便不畅或稀溏。湿热之邪阻滞气机，不通则痛，故腹痛。苔黄腻，脉濡数为内有湿热之象。

治法 清化湿热，凉血止血。

处方 地榆散合槐角丸。何首乌 15g，肉桂 15g，地榆 15g，香白 15g。

方解 地榆散合槐角丸以地榆、槐角、茜草凉血止血；栀子、黄芩、黄连清热燥湿，泻火解毒；茯苓利水渗湿；防风疏风止泻，枳壳理气，当归活血。

加减应用 若便血日久，湿热未尽而营阴已亏，可选用清脏汤或脏连丸。

2. 气虚不摄证

症状 便血色红或紫暗，食少，体倦，面色萎黄，心悸，少寐。

舌象 舌质淡。

脉象 脉细。

分析 中气亏虚，气不摄血，血溢胃肠。心藏神而主血，脾主思而统血，思虑过度，必致心脾气血暗耗，脾气亏虚则体倦、食少；心血不足则见惊悸、怔忡、健忘、不寐、盗汗；脾虚统血无权，则便血。

治法 益气摄血。

处方 归脾汤。见鼻衄下气血亏虚证。

方解 见鼻衄下气血亏虚证。

加减应用 便血严重者，加槐花、地榆、白及、仙鹤草。

3. 脾胃虚寒证

症状 便血紫暗，甚则黑色，腹部隐痛，喜热饮，面色不华，神倦懒言，便溏。

舌象 舌质淡。

脉象 脉细。

分析 脾胃虚寒，寒则气凝，脾运受阻则统血无力，血溢出肠内，随肠中糟粕而下，故便血，血色紫暗或黑。中虚有寒，寒性收引，故腹部隐痛，喜热饮，便溏。脾胃虚寒，运化不利，气血不充，故面色不华，神倦懒言，舌淡，脉细。

治法 健脾温中，养血止血。

处方 黄土汤。甘草 12g，干地黄 60g，白术 40g，附子（炮）40g，阿胶 48g，黄芩 48g，灶心土 120g。

方解 方中以灶心土、白术、附子、甘草温阳健脾，且白术、甘草味甘，既能促进气血的生化又能温阳；地黄、阿胶养血止血，且其性柔润，制约附子、白术、灶心土的温燥之性；黄芩苦寒坚阴，清肝止血，亦起反佐作用，制约方中附子等温燥之性。

加减应用 出血严重者，加白及、乌贼骨、三七。阳虚较甚者，可加鹿角霜、炮姜、艾叶等。

轻症便血应注意休息，及时就医，纠正便血。重症者则应卧床，清淡饮食，若出现头晕、心慌心悸、烦躁、面色苍白、脉细数等低血容量症状，常为大出血的征象，应积极救治，及时进行止血治疗，必要时可进行输血处理。

（六）尿血

1. 下焦湿热证

症状 小便黄赤灼热，尿血鲜红，心烦口渴，面赤口疮，夜寐不安。

舌象 舌质红。

脉象 脉数。

分析 湿热之邪好流注下焦，致使膀胱脉络受损，故尿血，其色鲜红。热扰心神则心烦，夜寐不安。火热上炎，故面赤、口疮。热伤津液则口渴。舌红，脉数，属热证之象。

治法 清热泻火，凉血止血。

处方 小蓟饮子。生地黄 9g，小蓟 9g，滑石 9g，木通 9g，蒲黄 9g，藕节 9g，淡竹叶 9g，当归 9g，栀子 9g，甘草 9g。

方解 方中以小蓟凉血止血而不留瘀，配与生地、藕节、蒲黄增强止血之力；栀子、木通、竹叶清热泻火；滑石、甘草清热利水，导热下行，使热邪得以从小便而出；当归养血活血止痛，且能与生地滋养阴血。

加减应用 热盛者，加黄芩、天花粉。尿血较甚者，加槐花、白茅根。

2. 肾虚火旺证

症状 小便短赤带血，头晕耳鸣，神疲，颧红潮热，腰膝酸软。

舌象 舌质红。

脉象 脉细数。

分析 肾阴亏虚，水不制火，虚火灼伤膀胱脉络，故小便短赤带血。肾阴虚则髓海无以充养，故头晕耳鸣。肾虚失养故腰膝酸软，神疲。颧红，潮热，舌质红，脉细数为阴虚火旺之象。

治法 滋阴降火，凉血止血。

处方 知柏地黄丸。知母 3g，熟地黄 3g，黄柏 3g，山茱萸（制）3g，山药 3g，丹皮 3g，茯苓 3g，泽泻 3g。

方解 方中以地黄丸滋补肾阴，其中"三补"中重用熟地黄，滋阴补肾，填精益髓而为君。臣以山茱萸补益肝肾，涩精固脱，为三者中补肝最重要的药物；山药补益脾阴，养阴益肺，亦能固肾涩精。佐以"三泻"——丹皮、茯苓、泽泻清泻肝、脾、肾三脏邪气；知母、黄柏滋阴降火。

加减应用 出血量多者，加大小蓟、藕节、蒲黄。颧红潮热者，加地骨皮、白薇。

3. 脾不统血证

症状 久病尿血，甚或兼见齿衄、肌衄，食少，体倦乏力，气短声低，面色不华。

舌象 舌质淡。

脉象 脉细弱。

分析 脾气亏虚，统血无力，故见尿血甚或齿衄、肌衄。脾虚运化水谷精微失职，难以濡养四肢肌肉及心神，故食少，体倦，气短声低，面色不华。舌质淡，脉细弱为气血亏虚，血脉不充之象。

治法 补脾摄血。

处方 归脾汤。见鼻衄下气血亏虚证。

方解 见鼻衄下气血亏虚证。

加减应用 出血量多者，可加熟地、阿胶、仙鹤草、槐花。中气下陷者，可加升麻、柴胡。

4. 肾气不固证

症状 久病尿血，血色淡红，头晕耳鸣，精神困惫，腰脊酸痛。

舌象 舌质淡。

脉象 脉沉弱。

分析 久病致使肾气受损，肾虚则失于固摄，故尿血。头晕耳鸣，精神困惫，腰脊酸痛，舌质淡，苔薄白为肾气不固之象。

治法 补益肾气，固摄止血。

处方 无比山药丸。熟地 30g，山药 60g，山茱萸 30g，怀牛膝 30g，肉苁蓉 120g，菟丝子 90g，杜仲 90g，巴戟天 30g，茯苓 30g，泽泻 30g，五味子 180g，赤石脂 30g。上药为末，炼蜜为丸。每服 6~9g，每日 2~3 次，温开水送服。

方解 方中以六味地黄丸为基础，加以怀牛膝补肾益精，配以五味子滋补脾肾之阴，肉苁蓉、菟丝子、杜仲、巴戟天温肾助阳，赤石脂益气固涩。诸药合用，起到培补脾肾、阴阳双补之效。

加减应用 出血甚者，加仙鹤草、补骨脂、蒲黄、槐花等止血。腰脊酸痛、阳虚者，加鹿角片、狗脊。

（七）紫斑

1. 血热妄行证

症状 皮肤出现青紫斑点或斑块，或伴有鼻衄、齿衄、便血、尿血，或有发热，口渴，便秘。

舌象 舌红，苔黄。

脉象 脉弦数。

分析 血热迫血妄行，血出于肌腠之间，故见青紫斑点或斑块。若热毒损伤鼻、齿、肠、胃等处之脉络，则伴见鼻衄、齿衄、便血、尿血。热盛津伤，故发热，口渴，便秘。舌红苔黄，脉弦数，为实热之征象。

治法 清热解毒，凉血止血。

处方 十灰散。大蓟 9g，小蓟 9g，荷叶 9g，侧柏叶 9g，白茅根 9g，茜根 9g，栀子 9g，大黄 9g，丹皮 9g，棕榈皮 9g。

方解 方中以大蓟、小蓟甘凉入血分，擅长凉血止血兼祛瘀，为君药；配与侧柏叶、栀子、茜草根、白茅根、荷叶增强清热凉血止血之效，棕榈皮收敛止血，丹皮清热凉血祛瘀，使血止不留瘀，为佐药；大黄通腑泻热，引热下行，气降血止。

加减应用　热毒炽盛者，加生石膏、龙胆草、紫珠草。热邪阻滞关节者，酌加秦艽、木瓜、桑枝等。

2. 阴虚火旺证

症状　皮肤出现青紫斑点或斑块，时发时止，常伴鼻衄、齿衄或月经过多，颧红，心烦，口渴，手足心热，或有潮热，盗汗。

舌象　舌质红，苔少。

脉象　脉细数。

分析　虚火伤及皮肤、鼻齿脉络，故见肌衄、鼻衄、齿衄。水亏不济火，故心烦。热邪迫血妄行，女性见月经过多。火热逼津液外泄则盗汗。潮热，盗汗，舌红，苔少，脉细数，为阴虚火旺之象。

治法　滋阴降火，宁络止血。

处方　茜根散。茜根30g，黄芩22g，栀子7.5g，阿胶15g（捣碎，炒令黄燥）。

方解　方中以茜草根重用，为君药，可清热凉血止血，配与苦寒之品黄芩、侧柏叶，加强清热凉血止血之功；生地清热养阴，配与阿胶养血止血，增强滋阴之力；栀子泻火凉血解毒，甘草和中解毒。

加减应用　阴虚较甚者，可加玄参、女贞子等。肾阴亏虚者，可改用六味地黄丸。

3. 气不摄血

症状　反复发生肌衄，久病不愈，神疲乏力，头晕目眩，面色苍白或萎黄，食欲不振。

舌象　舌质淡。

脉象　脉细弱。

分析　气虚不能固摄血液，故出血反复，迁延不愈。脾虚不能运化水谷，故神疲乏力，头晕目眩，面色苍白，食欲不振。舌质淡，脉细弱为气血亏虚之象。

治法　补气摄血。

处方　归脾汤。见鼻衄下气血亏虚证。

方解　见鼻衄下气血亏虚证。

加减应用　肾阴虚者，加山茱萸、菟丝子、续断补益肾气。

四、病　案　举　例

病案 1

赖某，男性，59岁，初诊日期：2015年7月23日。

患者呕吐鲜血2次伴柏油样便1日。患者于1天前因大量饮酒后出现呕血2次，血色鲜红，并伴柏油样便，经自行服药治疗（具体用药用量不详），症状未见改善。为求中西医结合进一步治疗，遂来门诊就诊。刻下症：神志清楚，精神萎靡，头昏，倦怠乏力，心慌，汗出，面色苍白，胃脘部隐痛，喜温喜按，嗳气泛酸，解柏油样便 3 次，量约 550mL，呕吐鲜血 1 次，量约 150mL，舌质淡，边有齿痕，苔薄白，脉沉细数。查体：BP 92/60mmHg，P 108 次/min，睑结膜淡白，口唇苍白，心肺无明显异常，腹部触诊无异常，剑突下压痛阳性，无反跳痛，肠鸣音活跃，约 12～14 次/min。辅助检查，血细胞分析示：Hb 88g/L，RBC 3.05×10^{12}/L；大便常规示：潜血试验阳性。

中医诊断 吐血（气虚血溢证）。

西医诊断 上消化道出血。

治法 健脾益气，养血止血。

处方 归脾汤加减。黄芪 10g，太子参 20g，麸炒白术 10g，茯苓 20g，当归 6g，炒酸枣仁 15g，枳壳 15g，艾叶炭 20g，白及 20g，白芍 20g，甘草 3g，山药 15g，海螵蛸 20g，浙贝母 10g，黄芩 10g。日 1 剂，水煎 300mL，分早晚 2 次饭后温服。

二诊（2015 年 7 月 25 日）：经过 2 天治疗后，头晕、心悸和气短乏力症状好转，病程中便褐色便 1 次，质软，量中等。

三诊（2015 年 7 月 26 日）：第 3 天行电子胃镜检查，结果示：十二指肠球部溃疡（A2 期），未见明显活动性出血。

四诊（2015 年 7 月 27 日）：大便潜血试验于第 4 天转阴。继续服上药至第 6 天，大便潜血试验连续 3 次阴性，以香砂六君子丸调理善后。

患者服药后诸症显著缓解，随访半年，呕血症状未复发。

按 本案患者因饮食不当，伤及脾胃，脾胃虚弱则统摄血液无力，血液溢出脉外，血随上或下而出，故见呕血黑便。脾主运化，脾虚则不运化水谷，精微物质难以濡养脏腑肌肉，心失血养故心悸气短，肌肉失养故面色苍白，倦怠乏力。脾气不充则见胃隐隐作痛，喜按。脾虚则水湿运化无力，故见腹胀便溏。归脾汤加减以健脾益气，养血止血。人参、黄芪同用可补肺脾之气，增加补气生血之力，且为免益气太过，黄芪用量偏小。佐以少量枳壳以疏通气机，使全方补而不滞。辅以擅长止肺胃出血之白及，温阳止血之艾叶炭，缓急止痛之白芍、甘草，制酸护胃之海螵蛸、浙贝母。诸药合用，共奏益气健脾，养血止血之效。

病案 2

张某，男性，69 岁。初诊日期：2016 年 1 月 24 日。

患者吐血 1 天。患者有慢性乙型病毒性肝炎病史。患者于 1 天前因情绪过激而呕吐鲜血，量约 500mL，伴胁胀痛，心下嘈杂症状，家属即刻将患者送往当地医院诊治，当地医院给予对症支持处理后症状无明显缓解。为进一步求中西医结合系统治疗，遂来我院就诊。刻下症：神清，精神萎靡，胸闷胀痛，嗳气泛酸，口苦，头晕，倦怠无力，入睡困难，多梦，舌红，苔黄，脉弦数。查体：BP 106/65mmHg，P 98 次/min，唇面部及爪甲苍白，胸前皮肤可见两枚蜘蛛痣，腹部触诊柔软，剑突下压痛阳性，无反跳痛，肝脾肋下未及，肠鸣音活跃，约 11～12 次/min。辅助检查：血细胞分析示 WBC 3.21×10^{9}/L，RBC 2.98×10^{12}/L；Hb 82g/L；大便潜血试验阳性。

中医诊断 吐血（肝火犯胃证）。

西医诊断 急性上消化道出血；病毒性肝炎（慢性，乙型）。

治法 清肝泻胃，凉血止血。

处方 龙胆泻肝汤合左金丸加减。黄芩 10g，生地黄 15g，白芍 30g，当归 10g，丹皮 10g，栀子 10g，白茅根 20g，吴茱萸 3g，黄连 9g，甘草 3g，旱莲草 20g，藕节炭 20g。日 1 剂，水煎 300mL，分早晚 2 次口服。

二诊（2016 年 1 月 26 日）：服用 4 剂中药汤剂后，患者头晕、倦怠无力症状较之前减轻，面色好转，解褐色软便 2 次，量中等。

三诊（2016 年 1 月 30 日）：行电子胃镜检查，结果示：食管胃底静脉曲张，见大片红色血痂，未见明显活动性出血。大便潜血试验于第 4 日转阴。继续服上药。

四诊（2016 年 2 月 8 日）：大便潜血试验连续 3 次阴性，出院后以丹栀逍遥散、归脾丸调理善后。

按 本例患者有慢性病毒性肝炎病史，此次又因情绪激动，再伤及肝脏，暴逆之肝气横逆犯胃，胃络灼伤而致呕血。肝气郁结，化火上逆，故见口苦胁痛，胆失疏泄，故见口苦，胆腑不宁，失眠多梦；舌红，苔黄，脉弦数为肝火亢盛之象。故可辨证为肝火犯胃，治以泻肝清胃，凉血止血，方用龙胆泻肝汤合左金丸加减。其中龙胆泻肝汤清泻肝胆实火，肝火得泻而胃不受侮，胃络和而血不出；左金丸辛开苦降，黄连苦寒清降火热，白茅根、藕节炭清热凉血止血，佐入肝经之吴茱萸辛以散郁，使郁散火泻。

病案 3

姚某，男，31 岁。初诊日期：2016 年 11 月 4 日。

患者四年前冬天偶然发现自己小便呈粉红色，不发热，不涩痛，当时服云南白药三瓶，血尿即止。但两月后小便又呈粉红色。尿检：红细胞（++），白细胞（+），尿培养（-）。并服中药旱莲草、小蓟、仙鹤草 10 余剂，血尿时轻时重，反复不愈。证见：面色暗淡，语音低弱，畏寒怕冷，手足欠温，纳差，大便溏泄，尿色淡红。脉细，舌质淡红，苔薄白。

中医诊断 尿血。

西医诊断 前列腺炎。

治法 温阳祛寒止血。

处方 右归丸加减。制附片 15g，巴戟天 10g，杜仲 10g，炒山药 10g，黄芪 10g，艾叶 15g，旱莲草 15g，升麻 5g。7 剂，300mL 水煎服，每日 1 剂，早晚分服。

二诊（2016 年 11 月 9 日）：药进 5 剂，寒意渐祛，手足转温，阳渐长，血尿亦减，脉已有力。方合病机，仍照旧法，为防阳长格阴去附片。调治半月病愈，至今未发。

按 论血证属热者多。但本例是里寒阴盛，寒凝阴络，血液错行，故清热凉血如冰上加霜，当然无效。《时病论》云："赤痢亦有属寒，温补得愈。"而血尿亦有属寒，非温不止。温能祛寒化凝，使血入常道。方中附片、巴戟天、杜仲温阳祛寒，山药、黄芪鼓舞阳气，艾叶、旱莲草止血，寒温并用，不伤阴阳，升麻引血归经。因此体会治血症不能一见血就是热，或草率用药不是凉就是炭。

第九章　癥　瘕

癥瘕是中医特有的病症名称，是基于中医理论，对人体病理变化的诊断。它是传统医学的重要病症之一，为腹内结块，同时伴有腹胀、疼痛或出血等一类病症的统称。

《黄帝内经》是最早记载癥瘕积聚的典籍，《灵枢·五变》中提到："皮肤薄而不泽，肉不坚而淖泽。如此，则肠胃恶，恶则邪气留止，积聚乃伤，脾胃之间，寒温不次，邪气稍至，蓄积留止，大聚乃起。"《诸病源候论》中阐述了癥瘕的形态特征："块盘牢不移动者，是癥也""若病虽有结瘕，而可推移者，名为瘕"，并对"癥""瘕"进行释义："癥也，言其形状，可征验也""瘕者，假也，谓虚假可动也"。至此，"积"与"聚"，"癥"与"瘕"之义已明，且文献中"积"与"癥"，"聚"与"瘕"颇为相似。故张景岳云："癥瘕之病，即积聚之别名"，即癥瘕乃积聚别名，因"聚"与"瘕"，"积"与"癥"义近，故有"瘕聚"与"癥积"之谓。

癥瘕积聚的病证范围与不同病位有很大关系，自《难经》言"积者五脏所生，聚者六腑所成"，多数医生对此并不了解，临床上往往考虑瘕聚伤及大腑，癥积伤及五脏，难有所进。对此，孙一奎于《赤水玄珠·积聚门》中突破性提出五脏六腑都可形成癥瘕积聚，并言其有内外之分，言："殊不知有形质之物，积滞不行，则为之积，五脏六腑俱有之""作于腹中者属内，作于皮肤四肢者属外"，故将痈疽瘰疬等中医外科疾病归入癥瘕积聚的病证范围中，从而将其病位拓展至全身。而叶天士在久病入络的基础上提出的"癥瘕属络病"理论，则将病位扩至经络，除以上宏观病位，相对微观的经络系统亦有发病可能。该理论就病位可从两方面来认识，一则经脉络脉都可发生癥瘕积聚，即癥瘕积聚可直接起病于经络；二则癥瘕积聚的后期势必累及位置较深的络脉。

对于治疗癥瘕积聚的方法最早可见于《素问·至真要大论》，即"坚者削之""结者散之，留者攻之"。张仲景在学习前人经验的基础之上，在《伤寒杂病论》中关于癥瘕积聚的症状体征、辨证施治等方面提出了自己的观点，对传统医学的发展起到重要的作用。随着现代医学发展，人类可见范围大为扩大，远胜四诊，从上到下，从里到外，从宏观到微观，从皮肤、肌肉、筋骨、五脏六腑、奇恒之腑乃至经脉和络脉都可以作为物质载体而发生癥瘕积聚。

西医中各种良性肿瘤、癌症都属本病范畴，可参考本节论治。

一、名家经验集成

（一）国医大师刘嘉湘治疗肺癌的经验

刘嘉湘教授为上海中医药大学附属龙华医院教授，国医大师，第三、四、五批全国老中医药专家学术经验继承工作指导老师。刘老悬壶济世 60 余载，在 20 世纪 70 年代首倡"扶正治癌"的学术思想，总结其从顾护脾胃论治肺癌的经验以飨同道。

刘老认为正气亏虚为肺癌发病之本，而脾胃虚弱乃正气亏虚之源，顾护脾胃应贯穿肺癌治疗始终，肺脾相关，从脾治肺，辨证论治，用药注重顾护脾胃。在患者放化疗期间，以醒脾开胃为原则，治以健脾益气、和胃降逆、益胃生津。常以六君子汤合黄连温胆汤为主方，常用姜竹茹、姜半夏、旋覆花、代赭石降逆止呕；焦山楂、谷芽、麦芽、鸡内金等消食健胃，助脾运化；石斛、沙参、芦根等养阴生津之品，减轻放化疗的副作用。对于晚期肿瘤，元气大伤，气血阴阳俱虚者，则治以益气健脾，养血补血。选方多以补中益气汤、理中丸、四神丸、金匮肾气丸、参附汤等为主，常用炒党参、白术、茯苓、炒薏苡仁益气健脾，熟地、鸡血藤、大枣养血补血，郁金、八月札理气行气，厚朴使补而不滞，以助脾胃之气的恢复。对于大便溏薄者，予砂仁、白扁豆、炒白术健脾；腹泻明显者，加儿茶、石榴皮、木香、黄连健脾收涩；大便干结者，应用生白术、枳实、瓜蒌仁以健脾润肠。除扶正之法注重顾护脾胃外，应用祛邪法时更注重顾护脾胃。刘老多用植物类抗肺癌药，而极少使用剧毒之虫类药物，如全蝎、蜈蚣等，以防耗伤正气。并且严格控制抗癌药物的药味，临证根据辨证选药，常选用 3～4 种。如石见穿、石上柏、白花蛇舌草、开金锁、七叶一枝花、蜀羊泉、藤梨根可清热解毒；象贝母、蛇六谷、山慈菇、天葵子、夏枯草、半夏、生南星、海藻化痰散结；对于恶性胸水，常用猫人参、龙葵、葶苈子，而不用甘遂、大戟、芫花、商陆、黑丑、白丑等峻猛攻逐利水之品，以防克伐脾胃，加重病情。刘老也极少使用破血逐瘀类药，他认为使用后近期或许能使肿块缩小，但长期大量使用，往往会造成患者出血，反而加重病情，故宜慎用。

（二）国医大师周仲瑛治疗肝癌的经验

周仲瑛系南京中医药大学教授暨江苏省中医院主任中医师，博士研究生导师，首届国医大师，从事中医内科临床工作 60 余载。周老对于诊治恶性肿瘤有丰富的经验，其独创"癌毒"理论对恶性肿瘤的中医辨证论治有确切的指导意义，在临床上充分发挥中医辨证论治的优势，尤其对肝癌疗效显著。

1. 抗癌解毒不忘顾护脾胃

由于在肝癌的治疗过程中，多数患者经历中药抗癌解毒、西药化疗，而这些药物均易损伤脾胃，脾胃为后天之本、气血生化之源，同时也是顺利接受治疗的保障，故在肿瘤的治疗过程中，应尤其注意顾护胃气，常在处方中配伍鸡内金、半夏、焦楂曲、砂仁等助运和胃之品，一些碍胃伤脾的药物，酌情取舍。

2. 适当运用解毒攻毒药

周老认为，肿瘤为非常之病，当用非常之药，方能取得疗效。在临床上常采用解毒药与攻毒药相合，起到攻消清解毒邪的作用。解毒药主要是以清热解毒药为主，如石见穿、山慈菇、白花蛇舌草、半枝莲、泽漆、肿节风、漏芦、夏枯草、龙葵、炙桑白皮、猫爪草、制南星等。近年来，通过临床及实验室研究发现，有些清热解毒的中草药具有一定的抗肿瘤作用。

3. 合理运用虫类药

在肝癌的治疗中，在扶正解毒的基础上，对于局部深藏的毒邪的治疗尤为重要。周老认为恶性肿瘤的治疗，必以解毒消癌为首要。肝癌作为一种恶性肿瘤，相当于中医学中"积""癥积"等病的范畴，属脉络瘀滞，非一般药物能攻及，而虫类药物具有搜风、化瘀、剔毒、通络之功，故对于深藏的癌毒有特殊的治疗作用，临床上结合辨证常用蜈蚣、僵蚕、全蝎、土鳖虫、穿山甲、蛴螬虫、九香虫等虫类药物治疗。因癌毒常与痰、瘀相搏，故在辨证基础上选用此类药物，除了可引药力直达病所，还有助于提高疗效。虫类药物虽性猛力专，但多具有毒性，易产生毒副作用和过敏反应，故在临床使用过程中，应严格辨证，结合药性适当选用，掌握药物使用剂量及配伍禁忌，如有不适反应及时停药处理。

（三）国医大师李士懋治疗癌病的学术经验

国医大师李士懋教授在学术上坚持中医理论指导下的辨证论治，尤重脉诊，诊疾治病，每宗经典立意，反复论证，以效为遵，多有研创。

1. 遵经重脉识病机

李老认为阴阳、气血、虚实在疾病不同阶段存在不同变化，非痰瘀互结、正虚毒积等一词一语可概肿瘤之全貌。对于肿瘤一类虚实夹杂、病机繁冗、难于诊断的沉疴顽疾，医者临证之际，当以分虚实为首务，虚实既判，治无大谬，并强调脉诊在临床中的核心地位，平脉辨证，四诊合参，在平脉辨证的基础上，从脉象上找疾病阴阳气血的问题，也从脉象上找平复阴阳、通达气血的方法，由是断病析情，遣方用药，胸有全局，运筹帷幄。

李老认为恶性肿瘤是人体正气虚损，特别是脾肾二脏虚损之后，外邪六淫、不正之气乘虚而入，导致机体脏腑气血阴阳失调，出现气滞血瘀、痰湿结聚、热毒内蕴等病理变化，日久而成的有形积块。如《素问·评热病论》云："邪之所凑，其气必虚。"《素问·阴阳应象大论》有论："阳化气，阴成形。"金代张元素则提出："壮人无积，虚人则有之，脾胃怯弱，气血两衰，四时有感，皆能成积。"张景岳说："脾肾不足及虚弱失调之人，多有积聚之病。"《诸病源候论》说："积聚者，由阴阳不和，脏腑虚弱，受于风邪，搏于腑藏之气所为也。"可见，正气虚弱是恶性肿瘤形成和发展的根本条件，而正气一有亏虚，邪气凌盛突发，一经发作，正气衰退引避，则气滞、血瘀、痰湿、热毒等诸邪胶结阻恶，此般邪气，胶结黏滞，如入巢窠，似阴气聚而成形，阻塞脉络气血，进一步耗伤正气；如此恶性循环，正气暗耗，邪气侵居，终使有形之积聚，日渐长大，难以治愈。

2. 探理质难求治法

李老认为"治学处阴阳着眼，施治时执简驭繁"，主张在探究医理、处方临证时要以一分为二的辩证精神对待。虽然《医宗必读》里明言："积之成也，正气不足，而后邪气踞之。"

但李老认为祛邪与扶正是一组相对的概念，二者相辅相成，医者当灵活掌握，不可偏颇失当。既要遵从古法，重视正气在肿瘤发生发展中的作用，但是也不要忽视邪气侵凌对肿瘤的影响。李老认为"观其脉证，知犯何逆，随证治之"是对《黄帝内经》"谨守病机"的疾病治疗观的实际应用，故在遣药定量上，李老认为，肿瘤虽为大病，但宜分阶段、别轻重、审病机来施治。轻时用轻药，轻不离题，俾使气机开，胃气充，生化有源；重时用重药，重不偾事，以期积渐化，瘤小缩，邪去正安。此殆可为李老治疗肿瘤分期定剂之真实写照。李老临证之际遵《临证指南医案》卷九论述癥瘕之语："治癥瘕之要，用攻法，宜缓宜曲；用补法，忌涩忌呆。"处方时其以"结者散之，客者除之，留者行之，坚者削之，强者夺之，咸者软之，苦者泻之"为治疗大法，以"补益攻伐，相间而进"为正治之法，尤其重视"调营养卫，扶胃健脾"药物的应用。

临床上李老常用的扶正调和之品主要有调和营卫的桂枝剂、和解少阳的柴胡剂、调和脾胃的半夏泻心汤、调和肝脾的四逆散、补中益气的补中剂等。李老认为通过这些扶正和解表类方剂的调和作用，可以使元气渐明，为后续的消积祛滞药物的应用打下了基础。

3. 缓痛守方在延年

预防疼痛，先其时而用药是李老治疗的着眼点。李老根据患者脉象的变化，判断患者的气血情况，当患者左脉肝血出现弦、细、沉等疏行不畅，或右脉气机出现升降不及的征象时，李老就会先期而动，适当投以理气、活血、止痛之品，防微杜渐；如患者已显疼痛之症，则会适当于扶正之品中佐入一些虫类药物以搜肝络止痛。

4. 修身调养重康复

李老认为中医修身调养包括四时养生、精神调摄、饮食调补、运动健身、起居摄生等方面，患者若调摄得当，辅以汤散，每可收事半功倍之效。李老强调随着现代肿瘤患者有效生存期的不断延长，对于修身调养、养生保健方面的知识在肿瘤患者康复进程中就显得愈发可贵。如对于肝癌患者，李老借《黄帝内经》之语"人卧则血归于肝"，劝导患者宜静卧修养以养肝；对于肠胃癌伴便秘患者，李老遵"六腑以通为用"之旨，嘱患者宜适当多食白萝卜、白菜等食物以洁肠胃，助通畅，助疾病恢复。

二、病因病机

梁群教授认为癥瘕积聚的来源，主要可以分为诱发因素和致病因素。诱发因素包括外邪如外感六淫、戾气、饮食不节、情志不和、先天不足等。而痰湿、瘀血多是基于以上诱发因素导致肝、胆、脾、肾等多个相关脏腑功能失调而产生的病理产物，并作用于机体而成为致病因素，与癥瘕积聚的形成有必然直接的联系，是"有形"的物质基础。瘕聚痛无定处，主要由情志失调、痰瘀阻滞等因素，致肝脾受损、脏腑失和。而痰瘀交阻日久，蕴结为毒，进一步阻滞气机，气聚成结，愈而耗伤正气，遂成以正虚为本，痰瘀毒邪为标，虚实错杂为主要病机的癥积。从气血和八纲辨证角度，可见气血津液亏虚，兼有寒热，阴损及阳或阳损及阴；从脏腑辨证角度，可见脾胃虚弱，肾气亏虚等，并进一步加重病情。瘀、痰、毒互为因果，邪愈盛而正愈虚，累及络脉，甚入奇经，毒、痰湿、瘀血痹阻脉道，坏形体，从局部到全身，终成沉疴痼疾之态，其性坚、形坚、气坚、痰坚、血坚，顽固不易治愈。

三、辨 证 论 治

（一）气滞证

症状　小腹有包块，积块不坚，推之可移，时聚时散，或上或下，时感疼痛，痛无定处，小腹胀满，胸闷不舒，精神抑郁，月经不调。

舌象　舌红，苔薄。

脉象　脉沉弦。

分析　瘕乃气聚而成，故小腹有包块，积块不坚，推之可移，时聚时散，或上或下，气滞则痛，气散则止，故时痛时止，痛无定处；肝失条达，气机不畅，故小腹胀满，胸闷不舒，精神抑郁；气滞冲任失司，则月经不调。舌红，苔薄，脉沉弦，为气滞之征。

治法　疏肝解郁，行气散结。

处方　香棱丸。木香 15g，丁香 15g，三棱 15g，莪术 15g，枳壳 15g，青皮 15g，川楝子 15g，小茴香 15g。上药共研细末，面糊为丸，如梧桐子大，朱砂为衣。

方解　方中木香、丁香、小茴香温经理气；青皮疏肝解郁，消积行滞；川楝子、枳壳除下焦之郁结，行气止痛；三棱、莪术行气破血，消瘕散结；朱砂宁神安心。

加减应用　若兼烦热口干，舌红，脉弦细，加丹皮、栀子、赤芍、黄芩；若腹中冷痛，畏寒喜温，舌苔白，加肉桂、吴茱萸、当归。

（二）血瘀证

症状　小腹有包块，积块坚硬，固定不移，疼痛拒按，肌肤少泽，口干不欲饮，月经延后或淋漓不断，面色晦暗。

舌象　舌紫暗，苔厚而干。

脉象　脉沉涩有力。

分析　瘀血积结，气血不畅，故小腹有包块，积块坚硬，固定不移，疼痛拒按；瘀阻脉络，肌肤失养，则肌肤少泽，且面色晦暗；瘀血内阻，津液不能上承，则口干不欲饮；瘀阻冲任，甚则血不归经，故经期错后，或淋漓不止。舌紫暗，苔厚而干，脉沉涩有力，为血瘀之征。

治法　活血破瘀，散结消癥。

处方　桂枝茯苓丸。桂枝 10g，茯苓 10g，丹皮 10g，桃仁 10g，赤芍 10g。上 3 味，先将大黄、干姜共研为极细末，再加上巴豆霜捣研均匀，炼蜜为丸如黄豆大收储备用。每次用 3～4 丸，以温开水或烧酒送下，不下再与服，以下为度。

方解 方中用桂枝温通血脉，芍药行血中之滞以开郁结，茯苓淡渗以利行血，丹皮、桃仁破瘀散结消癥。

加减应用 见气滞证。

（三）痰湿证

症状 小腹有包块，按之不坚，或时作痛，带下量多，色白质黏稠，胸脘痞闷，时欲呕恶，经行愆期，甚或闭而不行。

舌象 舌淡胖，苔白腻。

脉象 脉弦滑。

分析 痰湿下注冲任，阻滞胞络，积而成证，则小腹有包块，按之不坚，时或作痛；痰饮内结，则胸脘痞闷；痰阻中焦，则恶心泛呕；痰湿阻于冲任经脉，则月经愆期，甚或经闭不行；湿痰下注，则带下量多，色白黏稠。舌淡胖，苔白腻，脉弦滑，为湿痰内阻之征。

治法 除湿化痰，散结消癥。

处方 散聚汤。半夏 25g，橘皮 60g，茯苓 30g，当归 25g，杏仁 60g，桂心 60g，槟榔 25g，甘草 30g。

方解 方中杏仁、陈皮、槟榔行上、中、下三焦之气滞而化痰结；半夏、茯苓除湿化痰，降逆止呕；桂心、当归温经活血而消癥；甘草调和诸药。全方共奏除湿化痰，消结散癥之效。

加减应用 若脾胃虚弱，纳差神疲者，酌加党参、白术健脾益气；若兼血滞者，用三棱煎：三棱、莪术、青橘皮、半夏、麦芽。上药用醋六升煮干，焙干为末，醋糊丸如梧桐子大。每服三四十丸，淡醋汤下。痰积多，姜汤下。方中三棱、莪术理气活血消癥，青橘皮、半夏、麦芽行气燥湿化痰。

（四）毒热证

症状 小腹有包块拒按，下腹及腰骶疼痛，带下量多，色黄或五色杂下，可伴经期提前或延长，经血量多，经前腹痛加重，烦躁易怒，发热口渴，便秘溲黄。

舌象 舌红，苔黄腻。

脉象 脉弦滑数。

分析 湿热积聚，蓄久成毒，阻滞冲任，气滞血瘀，结而成癥瘕，故小腹有包块拒按，下腹及腰骶疼痛；湿热蕴结，损伤任带二脉，任脉不固，带脉失约，湿浊下注，故带下量多，色黄臭秽；热扰冲任，迫血妄行，又瘀血内阻，血不归经，故经期提前或延长，经血量多；瘀血内停，气机不畅，经前血海盛满，故经前腹痛加重，烦躁易怒；毒热壅盛，营卫不和，故发热口渴；热邪伤津，故便秘溲黄。舌红，苔黄腻，脉弦滑数，为湿热毒邪内蕴之征。

治法 解毒除湿，破瘀消癥。

处方 银花蕺菜饮加减。赤芍 15g，丹皮 15g，丹参 15g，三棱 15g，莪术 15g，皂角刺 15g，银花 15g，蕺菜 15g，土茯苓 15g，炒荆芥 15g，甘草 15g。

方解 方中金银花、土茯苓、蕺菜、炒荆芥清热解毒，利湿排脓；赤芍、丹皮、丹参清热凉血，活血化瘀；三棱、莪术、皂角刺行气破瘀，消癥散结。

加减应用 若小腹包块疼痛，兼带下量多，色黄稠如脓，或五色带杂下，臭秽难闻，疑为恶性肿瘤者，酌加半枝莲、穿心莲、白花蛇舌草、七叶一枝花以清热解毒消癥。

四、病案举例

病案 1

姚某，女，64 岁，初诊日期：2018 年 2 月 27 日。

患者干咳、乏力 1 年余。现病史：患者于 1 年前无明显原因及诱因出现干咳、乏力，口服止咳感冒药（具体不详），效果不明显。2017 年 2 月出现声音嘶哑，遂于 2017 年 2 月 16 日就诊于当地医院呼吸内科，诊断为左肺腺癌，后就诊于肿瘤二科，完善相关检查，诊断为：左肺下叶腺癌、纵隔淋巴结继发恶性肿瘤、颈部淋巴结继发恶性肿瘤，分别于 2017 年 3 月 12 日、4 月 7 日、5 月 1 日、5 月 26 日行全身化疗，具体方案为：培美曲塞 0.8 d1+奈达铂 40mg d2～4，21d。化疗过程顺利，但患者仍声音嘶哑。为求中西医结合治疗，于 2018 年 2 月就诊于我科门诊，现患者偶有干咳，音低无力，时有乏力，自觉后背瘙痒，纳可，眠可，二便调，舌质淡、苔黄厚微燥，脉沉。

中医诊断 癌病（肺脾气虚，热毒蕴肺证）。

西医诊断 左肺下叶腺癌；纵隔淋巴结继发恶性肿瘤；颈部淋巴结继发恶性肿瘤。

治法 健脾益气，清热解毒。

处方 香砂六君子汤加减。木香 10g，砂仁 10g，党参 20g，白术 10g，茯苓 10g，甘草 10g，浙贝母 20g，薏苡仁 30g，太子参 30g，黄连 10g，生白芍 10g，山萸肉 10g，乌梅 10g，莲子肉 60g，炒山楂 15g，山药 10g，黄芩 10g，桂枝 10g，干姜 10g，小蓟 30g，蝉蜕 10g，鸡血藤 20g，黄芪 30g。14 剂，水煎服，每日 1 剂，早晚温服。

患者服药半年余声音已无嘶哑，干咳及乏力明显缓解，至今一直门诊规律服药，按时复查，病情稳定。

按 肺主气，司呼吸，肺气虚易致全身正气虚弱。脾气不足，则土不能生金，不能运化水谷精微上输于肺。素体正虚，肺脾气虚而使气机失司，无以运化水湿，痰湿内生，日久郁而化热，酿生癌毒，痰湿、热毒胶结，发为肺癌。患者偶有干咳，音低无力，辨证为肺脾气虚，热毒蕴肺证，治宜健脾益气，清热解毒。梁群教授认为癌病为正虚邪实的疾病，治疗时以扶正祛邪为主要治法。方中以香砂六君子汤为基础，党参补气益气、健运中气、润肺生津；白术既助党参补气，又能燥湿健脾，助脾运化痰湿；茯苓味甘、淡，既可与白术共助党参以补气，又可渗湿利水，补而不滞；甘草之甘温可补气益气并调和诸药；木香味辛，能升降诸气、行三焦之气滞，砂仁辛温，可健胃宽中、消食醒脾，通脾肾之元气。六味药共奏益气健脾，行气化痰之功。太子参益气健脾、补气生津；浙贝母、薏苡仁清热化痰、解毒散结，可攻邪抗瘤；浙贝母、薏苡仁、太子参又归肺经，多用于肺癌等上焦肿瘤。患者瘙痒，以小蓟、鸡血藤、蝉蜕养血祛风止痒，莲子肉、炒山楂、山药为经验配对，可扶正补虚，调理三焦，又可保肝护肝，减轻化疗药物对肝脏的毒副作用。患者时有乏力，再加黄芪益气补虚。患者就诊时为戊戌年初之气，主气厥阴风木，《四圣心源》中说："风者，厥阴风木之所化也。在天为风，在地为木，在人为肝。"因此以芍药、乌梅、山萸肉酸以抑木，且山萸肉可补肾固虚，固后天之本；客气少阳相火，岁运为火运太过，且患者舌苔黄厚，以黄连之苦清火泻火；太阳寒水司天，以桂枝、干姜辛温助金温水，体现天地人病时系统辨证。

病案 2

患者某，女，69 岁，初诊日期：2014 年 7 月 18 日。

患者发现肺部占位 2 年，确诊肺癌 2 月余（中分化腺癌 IV 期）。现病史：患者 2 年前体检时发现肺部占位性病变，未予重视，2 月前系统检查确诊为肺癌 IV 期，目前未予特殊治疗。现症：咳嗽，阵咳，少许白痰，偶胸痛，口干，腰酸，纳差，难寐，多梦。大便 1～2 天一行，质时干时稀，小便黄，夜尿 2 次。舌淡紫，苔薄白腻。脉右沉弦细虚，左浮弦虚。

中医诊断 癌病（肺脾气虚，胆郁痰扰，气滞血瘀证）。

西医诊断 肺癌。

治法 补益脾肺，化痰利胆，理气活血。

处方 温胆汤加减。党参 30g，茯苓 50g，陈皮 20g，姜半夏 50g，莪术 30g，三棱 30g，川牛膝 20g，平贝母 50g，山慈菇 20g，炒白术 12g，合欢皮 50g，炒酸枣仁 30g，生姜 6g，大枣 15g，生龙骨 45g，生牡蛎 60g，枇杷叶 20g，炙甘草 10g。7 剂，每日 1 剂，水煎，每日 2 服。以该方为基础，随症加减治疗。

二诊（2014 年 7 月 25 日）：患者诸症缓解。舌淡紫，苔薄白，脉弦弦细。在上方基础上加太子参 50g，灵芝 25g，浙贝母 50g，紫菀 10g，莪术 50g，三棱 50g。14 剂，煎服法同前。

三诊（2014 年 10 月 29 日）：自觉无不适。但根据诊查，舌紫尖红，苔薄白。脉左弦细，右虚。继续施治。又因患者有一段右脉极虚，加入黄芪有时可用到每剂 80g。

四诊（2014 年 12 月 26 日）：患者自觉无不适，舌紫，苔薄白。脉右虚，左弦细。处方变更为：党参 20g，黄芪 20g，陈皮 15g，姜半夏 50g，莪术 50g，三棱 50g，川牛膝 25g，制天南星 30g，茯苓 20g，炒白术 12g，平贝母 50g，大枣 15g，生姜 6g，炒枳壳 5g，炙甘草 12g。14 剂，煎服法同前。继续补益脾肺、化痰活血祛瘀。

一直治疗至今，患者状态良好。

按 该患者诊断为肺癌后，纯中药调理至今状态良好。在治疗之初，化痰利胆安神，补脾胃之气，行气活血化痰。在治疗一段时间后，患者睡眠问题大有改善，处方稍作变更，继续补益脾肺，加强利湿化痰、活血化瘀，仍兼理气。平素除偶尔感冷后咳嗽，一般自觉无不适。陈皮、姜半夏、平贝母、浙贝母、山慈菇、枇杷叶、生牡蛎等化痰利胆；炒酸枣仁、合欢皮、生龙骨等理气重镇安神；党参、茯苓、炒白术、炙甘草、黄芪、太子参、灵芝等补益脾肺；三棱、莪术、川牛膝等活血化瘀。首先满足患者的睡眠需求，梁群教授每次诊查十分关注二便尤其是大便的成形、质地问题，因为大便的干、软对于脾虚之人关系到用药的问题。只要出现质偏软，无论是全程偏软还是先干后软或是干软兼有都应该用到炒白术，有时根据需要也会兼用生白术。如果整个质地偏干，就要生白术，兼用理气之药如炒枳壳（实）、姜厚朴、炒莱菔子等都助疏通整个机体的运转，腑气自然通降。而利湿化痰，活血祛瘀法则贯穿全程，在人体正气允许的范围内，加大剂量。至于补虚用药的剂量，一般是根据脉象来判断的，并不是一味祛邪。在整个治疗过程中，理清扶正与祛邪之间的关系，始终遵循"阴平阳秘"的指导思想。

病案3

患者某，男，60岁，初诊日期：2017年9月2日。

患者肝癌手术后1年余。现病史：患者于2016年7月底诊断为肝癌，大小3cm×4cm，行手术切除，后又行介入手术。现胸胁痛，大便每日2～3次，时溏，早醒，吞酸。舌淡紫，苔白黏腻。脉左弦滑大，右滑。

中医诊断 癌病（肝郁脾虚，气滞痰湿血瘀证）。

西医诊断 原发性肝癌。

治法 疏肝健脾，理气化痰，活血祛瘀，软坚散结。

处方 参苓白术散化裁。茯苓30g，陈皮15g，姜半夏50g，炒枳壳5g，炒白术15g，吴茱萸3g，醋制鳖甲30g，川牛膝15g，莪术50g，三棱50g，赤芍25g，炒白扁豆20g，炒酸枣仁20g，合欢皮30g，生龙骨30g，生牡蛎60g，醋延胡索25g，砂仁25g，薏苡仁30g，川楝子15g，浙贝母50g，白花蛇舌草20g，生甘草10g。7剂，水煎服，每日1剂。以此方为基础，随症加减。

二诊（2017年9月13日）：CT报告与此前报告对比显示发现新的肝内占位。

三诊（2017年10月6日）：时胸部抽痛，胸闷，胁痛。舌淡紫，苔白黏。脉左弦，右弦滑细。辩证分析后以健脾开胃，行气化痰为原则，原方去枳壳、牛膝、白扁豆、薏苡仁、川楝子、白花蛇舌草、生甘草；加上党参15g、厚朴15g、紫苏子30g、神曲15g。14剂，煎服法同前。期间守方治疗2个月。

四诊（2017年12月15日）：胸闷叹息，胁痛，胃不适。舌紫，苔白黏。脉左弦浮滑，右弦细。辩证分析后以疏肝理气，温经祛湿为原则，上方去掉厚朴、吴茱萸、酸枣仁、鳖甲，加上柴胡15g、泽泻30g、桂枝8g，持续守方治疗，煎服法同前。该患服用汤药之后，身体机能状态明显改善，胸闷、胁痛症状明显好转。

按 根据患者病情变化，予参苓白术散加减。方中白术、茯苓益气健脾渗湿为君。配伍陈皮、半夏助君药以健脾益气、化痰祛湿；并用白扁豆、薏苡仁助白术、茯苓以健脾渗湿，均为臣药。更用砂仁醒脾和胃，行气化滞，是为佐药。三棱、莪术活血化瘀消癥；龙骨、牡蛎、酸枣仁、合欢皮安神助眠；延胡索、川楝子行气止痛，缓解患者肝癌症状；鳖甲、浙贝母化痰软坚散结；白花蛇舌草清热解毒；牛膝补肝肾，提高机体免疫力；枳壳行气宽中；吴茱萸引方中诸药入肝，甘草健脾和中，调和诸药，为使药。综观全方，疏肝健脾、理气化痰、活血祛瘀、软坚散结，使患者症状明显改善。

第十章 癃 闭

癃闭是以小便量少，排尿困难，甚至闭塞不通为主要表现的病症。小便不畅，点滴且短少，病势相对缓慢为癃；小便闭塞，点滴不通，病势较急迫为闭。二者虽然存在程度上的差异，但都指排尿困难，故合称为癃闭。

春秋战国时期，《黄帝内经》中最早记载了"闭癃"的病名，对其病因病机有较详细的论述，如《素问·五常政大论》曰："其病癃闭，邪伤肾也。"《素问·标本病传论》谓："膀胱病，小便闭。"《灵枢·本输》称："实则闭癃，虚则遗溺。"东汉·张仲景在《金匮要略》中有关淋证和小便不利的记载也包含了癃闭的相关内容，认为与膀胱气化不利、水湿互结、瘀血夹热以及脾肾俱虚相关，创制了五苓散、猪苓汤、滑石白鱼散、茯苓戎盐汤等重要方剂。隋唐后，对癃闭的病机、治法的认识更加全面。隋·巢元方《诸病源候论·小便病诸候》谓："小便不通，由膀胱与肾俱有热故也。"唐·孙思邈在《备急千金要方》中载治小便不通的方剂有 13 首，并有全世界最早关于导尿术的记录。元·朱丹溪运用探吐法治疗小便不通。明·张介宾率先将癃闭与淋证分开论治，把癃闭的病因病机归为热结膀胱，热闭气化；败精槁血，阻塞水道；真阳衰竭，气虚不化；肝强气逆，气实而闭等，并对气虚不化及阴虚不能化阳所致癃闭提出了独到见解。清·李用粹在《证治汇补·癃闭》中基于五脏整体观强调需根据虚实寒热各方面来论治。

现代西医学中神经性尿闭、膀胱括约肌痉挛、尿道结石、尿路肿瘤、尿道损伤、尿道狭窄、前列腺增生、脊髓炎、手术麻醉后等所致的尿潴留以及肾功能不全（急性或慢性）、肾功能衰竭等引起的少尿、无尿等均可对应本病，参照本章节进行施治。

一、名家经验集成

（一）国医大师张琪治疗癃闭的经验

张琪教授认为癃闭病位主要在肾脾。肾与脾为先后天相互资生、相互促进，脾肾本应相互协调。但医家有"补肾不如补脾""补脾不如补肾"的不同观点，癃闭的治疗需对两者结合才能全面。基于此理念，张琪教授创立了加味参芪地黄汤旨在脾肾双补，以便有效延缓癃闭的肾功能受损。

癃闭往往阴阳俱虚，补肾阳与滋肾阴当根据临床表现，适当调整侧重。张琪教授善用作用相反或性质对立的药物以应对其复杂的发病机制，如常散与敛、寒与温并用，消与补兼施，气与血、阴与阳互补。癃闭（尿毒症期）湿热痰浊中阻时，常拟化浊饮治疗。方中大黄、黄连、黄芩等苦寒泄热药与砂仁、草果仁、苍术等辛香开散祛湿药共用，两类药相互制约，既不致苦寒伤胃，又无辛燥耗阴之弊，使湿浊毒热之邪得以蠲除。对胃热阴亏脾湿、湿热中阻、脾失健运、升降失调者，用甘露饮滋阴清热。二地、麦冬、石斛滋养脾胃之阴，黄芩、茵陈清热存阴，加麦芽、佛手、砂仁、草果仁等香燥化湿醒脾，与苦寒药合用，既可防其滋腻有碍脾之运化，又调和脾胃功能升清降浊，增强脾胃健运功能。

张琪教授对慢性肾衰竭的用药是在古方的基础上升华发展创新而来的，君臣佐使配伍精当，十分注重药物配伍的合理性与科学性，药性平和不伤及脾胃，无伤阴、伤阳、助热等偏颇。大黄是张琪教授治疗慢性肾衰竭的要药。但张琪教授提出必须结合辨证，属湿热毒邪蕴结成痰热瘀血者方为适宜，使大便保持每日 1~2 次，不可使之过度，以期既能排出肠内毒素、清洁肠道，又可清解血分热毒，并常与活血祛瘀、芳化湿浊之品共用，使毒邪瘀浊随大便而出，且通过泻下能减轻肾间质的水肿。但脾气虚肾阳衰微者，大便已溏，虽有湿浊内阻，也应禁用大黄，极易加重脾肾阳气虚衰，加重病情的恶化。因此，要恰当掌握应用大黄的剂量、用药方法和合理的配伍，方能达到祛邪安正的目的，达到预期的治疗目的。

（二）张大宁治疗癃闭的经验

张大宁教授创新性提出了"心-肾轴心系统学说""肾虚血瘀论"和"补肾活血法"的学术思想，对指导临床治疗癃闭（慢性肾脏疾病、老年病）具有重要意义。例如："补肾活血、降逆排毒法"治疗慢性肾衰竭。慢性肾衰竭（CRF）又称慢性肾功能不全（简称慢性肾衰），是指多种原因造成的慢性进行性肾实质损害，致使肾脏明显萎缩不能维持其基本功能，临床上以代谢产物潴留，水、电解质、酸碱平衡失调，全身各系统受累为主要表现的一系列的临床综合征，也称为尿毒症。

张教授认为慢性肾衰竭的病因主要分为三类：局部病变，疾病主要侵犯肾脏，以慢性肾小球肾炎、慢性肾盂肾炎最多见；下泌尿系梗阻，主要表现为膀胱功能失调，容易继发感染而引起肾衰竭，如前列腺肥大等；全身性疾病与中毒，如高血压肾动脉硬化症、恶性高血压、糖尿病及镇痛药或重金属中毒等。该病的发生发展一方面是由于各种慢性肾脏疾病迁延失治到晚期，导致正虚的结果；另一方面是由于肾脏本身虚损而导致湿浊、瘀血的产生，使气机逆乱，脉络阻滞，出现不同程度的邪实病理变化。其演变过程往往是因虚致实，再因实加重虚，相互作用、相互影响的结果。

张教授在癃闭临床实践中不断摸索创新，总结出了该病的四大病机"虚、瘀、湿、逆"。虚证有脾肾气（阳）虚和肝肾阴虚两种表现；湿证有湿困、水湿的不同；逆证有浊阴上逆和肝阳上亢的区别；瘀证则贯穿于疾病始终。据此病机提出了该病的治疗大法即补肾活血、降逆排毒。由单一降低血肌酐、尿素氮等指标，发展为提升内生肌酐清除率，全面改善肾功能，改善临床症状，提高患者生活质量，降低患者死亡率。肾衰排毒散是根据补肾活血、降逆排毒治疗大法研制出的治疗慢性肾衰（中医诊断：癃闭）的重要方剂，全方思路是从扶正着手，大剂量使用黄芪、冬虫夏草等补肾益气之品，改善血液流变各项指标，改善肾脏微循环、抑制病毒细菌和消除变态反应原。不仅能保护残留的肾单位，还可修补已经遭到破坏的肾单位，达到恢复肾功能的目的。重用川芎等活血化瘀药物，通过该类活血药降低肾小球内压，肾小球血流动力学获得改善。

（三）颜得鑫治疗癃闭的经验

颜得鑫教授认为癃闭内因：责之于肺、脾、肾。肺失宣降致下窍之气不化时，当宣肃肺气。颜教授应用紫菀开宣肺气之郁，使得肺气得以宣通，或用葶苈子直泄肺气之郁。人体内水液运输传导过程中，一旦出现中焦（脾胃为气机升降与水液代谢的枢纽）失运，运化乏力，传输转运失责，清不得升，浊不得降，三焦气化不利，则发为癃闭。针对此病机，颜老提出补脾不如运脾，用运脾气之苍术，振奋脾气顺运生化之职，加升麻使清阳得以升发，加牛膝使湿浊得以下利，共同还原中焦运化传导之效，气机通畅，癃闭自通。肾中阳气虚弱，水闭不能自利，唯有温肾助阳，"冻河之水"得阳之温煦，水流则通，癃闭得愈。颜教授据此理论，以大热之附子补命门真火，既温阳又通阳，效专力强，佐以小茴香、泽泻或以沉香、琥珀并用，温中通阳，阳推气行，气促水行，癃闭愈。

癃闭外因：责之于湿热外邪、瘀血困阻。湿浊内生，久必化热，湿与热相搏，下输膀胱；膀胱气化失职，水湿内停，日久生热，尿无得出。颜教授治疗此湿热之邪困阻膀胱、小便不利之证时，常选用三妙丸清热利湿，加茯苓、泽泻以淡渗利湿，加知母、蒲公英清热。颜老治疗前列腺增生导致癃闭者，多考虑因瘀血困阻下窍，致小便不尽、尿时疼痛、小腹胀痛。针对此证化瘀软坚，颜教授常应用以穿山甲为代表的虫类制品为要药。取其依穴山而居，出阴入阳，走窜之效无处不至之性，取其味咸，有软坚散结之功，治疗前列腺增生所致癃闭效果显著。

颜教授对于癃闭的治疗还提出了药物敷贴外治之法，敷贴之法中颜老选用渗透力强之药佐以辛温芳香之品，使药性透过表面皮毛，入内直达脏腑三焦。使气机畅通，窍开尿通。颜老常用方：①豆豉20g，栀子10g，加葱一把，盐半勺，生姜3片，捣烂贴敷于下腹部正中线关元穴上。②田螺2只，或活蝼蛄3~4只，加盐一勺，麝香0.15g，捣烂，调敷于脐下即神阙穴处。内服、外用相辅相成以达治愈之效。

二、病 因 病 机

梁群教授认为癃闭的病因主要有外邪侵袭、饮食不节、情志内伤、尿路阻塞、体虚久病五种；基本病机是膀胱气化功能失调。

外邪侵袭如下阴不洁，湿热秽浊之邪上犯膀胱，膀胱气化不利，小便不通，则为癃闭；或热毒犯肺，肺热壅滞，肺气闭塞，肃降失司，水道通调失职，津液不能下输膀胱而成癃闭；或因燥热犯肺，肺燥津伤，水源枯竭，而成癃闭。

饮食不节如过食辛辣香燥、肥甘厚味之品，或嗜酒过度，导致脾胃运化功能失常，酿湿生热，阻滞中焦，湿热伤肾或下注膀胱，气化不利而发为癃闭；或饥饱失常，饮食不足，气血生化无源，中焦气虚甚或下陷，清阳不升，浊阴不降，气化无力而生癃闭。

情志内伤如惊恐、忧思、郁怒、紧张等引起肝气郁结，疏泄失司，三焦水液的运行及气化功能失常，则上焦肺不能敷布津液、中焦脾不能运化水湿、下焦肾不能蒸腾气化水液，以致水道通调受阻，形成癃闭。

尿路阻塞如瘀血败精、痰瘀积块或内生砂石阻塞尿路，以致排尿困难，或点滴而出，或点滴全无，从而形成癃闭。

体虚久病如久病体虚或年老体弱，致肾阳不足，命门火衰，蒸化无力，气不化水，故尿不得出。因热病日久，过度耗损津液，以致肾阴不足，水府枯竭而无尿。癃闭病位主要在膀胱与肾，与三焦和肺、脾、肝密切相关；基本病机为膀胱气化功能失调。

梁群教授除了用中医辨证思维诊治癃闭外，也从西医角度探讨了癃闭常见于各种原因引起的尿潴留和无尿症。如急慢性肾衰竭、神经性尿闭、膀胱括约肌痉挛休克、心衰、尿路结石、尿路肿瘤、尿路损伤、尿道狭窄、前列腺增生、脊髓炎等导致的尿潴留或无尿症。按病因分类一般分为肾前性、肾性和肾后性三大类。

1. 肾前性少尿

（1）休克，各种原因的休克使肾脏灌注压下降。肾小球滤过率严重不足，见于过敏性休克、失血性休克、心源性休克、感染性休克等。

（2）心搏出量减少，此时肾脏供血显著下降，见于左心衰竭、严重心律失常、心包填塞及缩窄性心包炎等。病史及心电图、B超、胸部X线检查可以帮助确诊。

2. 肾性少尿无尿

（1）肾实质性损害，无论是原发性肾小球肾炎，还是系统性红斑狼疮、糖尿病、肾病结节性多动脉炎或感染性心内膜炎等，均可引起肾实质损害，导致肾功能损害或衰竭，引起少尿或无尿。慢性肾衰竭晚期肾脏萎缩，肾小球滤过率下降，尿量可显著减少甚至无尿。急性肾衰竭少尿无尿期表现为少尿或无尿，血肌酐升高，肌酐清除率肾脏活检有助于诊断。

（2）肾血管性疾患，包括肾皮质血管痉挛或栓塞。肾血供减少引起少尿或无尿，分为肾脏病变、大血管病变和微血管病变。分别见于肾动脉血栓栓塞、肾静脉血栓病变、急进性肾小球肾炎、严重狼疮性肾炎、血管内皮损伤、妊娠高血压综合征、造影剂肾损伤等。也可见于血栓性微血管病变、溶血性尿毒症综合征、血栓性血小板减少性紫癜等疾病。

3. 肾后性少尿无尿

常见于结石、肿瘤、前列腺病引起的尿路梗阻，糖尿病神经源性膀胱等引起的少尿、无尿也可归属于此类。

以上各种原因引起的少尿或无尿，通过认真询问病史，相关的实验室检查和影像学检查，一般可以明确病因。除了终末期肾病以外应进一步鉴别肾小球病变、肾小管和肾间质病变以及肾血管病变，若肾实质损害原因不明，且无出血等禁忌证时，应尽早行肾活检以帮助诊断。

三、辨 证 论 治

（一）膀胱湿热证

症状 小便点滴不通，量极少、短赤灼热、无尿痛，小腹胀满拒按，口苦口黏，或口渴不欲饮，大便不畅。

舌象 舌质红，苔黄腻。

脉象 脉数或濡数。

分析 膀胱湿热壅积，气化不利，故出现小便热赤不利。膀胱气机不畅，故尿闭不通；尿潴膀胱不得下，故小腹部胀满；尿积于膀胱之中为实物，故小腹拒按；湿热上蒸则口干苦而不欲饮，腑气不通则大便秘结，苔黄、舌红、脉数为一派热象。

治法 清利湿热，通利小便。

处方 八正散。车前子9g，瞿麦12g，萹蓄12g，滑石12g，甘草梢9g，木通9g，大黄6g，栀子9g。

方解 方中木通、车前子、萹蓄、瞿麦通利小便，栀子清化三焦之湿热实火，滑石、甘草梢清利下焦之湿热利尿，大黄通便泻火，清热解毒，使得湿热从大便得泄。

加减应用 若舌苔厚腻，可加苍术、黄柏，以加强其清化湿热之效；若兼心烦，口舌生疮糜烂，可合导赤散，以清心火，利湿热，心与小肠相表里，清心泻小肠实火；若湿热久恋下焦，可致肾阴灼伤而出现口干咽燥，潮热盗汗，手足心热，舌光红，可改用滋肾通关丸加生地、车前子、川牛膝等，以滋肾阴，清湿热而助气化；若因湿热蕴结日久，三焦气化不利，症现小便量极少或无尿，面色晦滞，舌质暗红有瘀点、瘀斑，胸闷烦躁，小腹胀满，恶心泛呕，口中尿臭，甚则神昏等，治宜降浊和胃，清热化湿，通闭开窍，佐以活血化瘀，方用黄连温胆汤加大黄、丹参、生蒲黄、泽兰、白茅根，以及清开灵注射液等，此时属急危重症。

（二）肺热壅盛证

症状 小便不畅，甚或点滴不通，咽干，烦渴欲饮，呼吸急促，或有咳嗽、咳痰、痰少不易咳。

舌象 舌红，苔薄黄。

脉象 脉数。

分析 邪热上壅于肺，通调水道不得，津液不能下至膀胱。故出现小便不畅。因肺部有热，热销津液，出现咽干，甚至烦躁欲饮，呼吸急促，肺热可出现咳嗽，热盛灼肺，痰干不易咳。

治法 清泄肺热，通利水道。

处方 清肺饮。茯苓12g，黄芩15g，桑白皮12g，麦冬12g，木通9g，栀子9g，车前子 9g，泽泻 12g。

方解　本方适用于热在上焦肺经气分而导致的渴而小便闭塞不利。肺为水之上源，方中以黄芩、桑白皮清泄肺热，源清而流自洁；麦冬滋养肺阴，上源有水水自流；车前子、木通、栀子、茯苓、泽泻清热而利小便。可加金银花、连翘、虎杖、鱼腥草等增强清肺解毒、消痰之力。

加减应用　临床常去木通，加六一散。如热盛者，常加鱼腥草、芦根、天花粉以加强清热化痰之效；若症见心烦，舌尖红，口舌生疮等，为阴虚火旺之征象，可加黄连、竹叶等清泻心火；若大不通，可加杏仁、大黄以宣肺通便，通腑泄热；若口渴引饮，神疲气短，为气阴两伤之象，可合大剂生脉散，以益气养阴；若兼表证而见头痛，鼻塞，脉浮者，可加薄荷、桔梗以解表。

（三）肝郁气滞证

症状　小便不通或通而不爽，情志抑郁，或多烦善怒，善叹息，叹息后自觉舒适，胁腹胀满。

舌象　舌红，苔薄黄。

脉象　脉弦。

分析　郁怒伤肝、肝失疏泄，气机失畅，膀胱气化不利出现小便不通，肝郁气滞出现多烦善怒，胁腹胀满。

治法　理气解郁疏肝，通利小便。

处方　沉香散。沉香 10g，石韦 10g，滑石 10g，王不留行 10g，当归 12g，冬葵子 9g，白芍 10g，橘皮 12g，甘草 10g。

方解　方用沉香、橘皮疏达肝气，当归、王不留行行气活血，石韦、冬葵子、滑石通利水道，白芍、甘草柔肝缓急。

加减应用　如胁肋胀满明显，加柴胡、川芎、香附，或合六磨汤，以增强其疏肝理气的作用；肝郁化火，加栀子、丹皮、龙胆草等以清肝泻火；腹胀满疼痛，痛引阴器，加小茴香、川楝子引药入足厥阴肝经的循行路径。

（四）浊瘀阻塞证

症状　小便点滴而下，时有排尿中断，或尿如细线，甚则阻塞不通，小腹胀满疼痛。

舌象　舌紫暗，或有瘀点、瘀斑。

脉象　脉涩。

分析　精浊、瘀血、结石等物阻塞尿道。出现瘀血内阻之征。

治法　行瘀散结，通利水道。

处方　代抵当丸。当归尾 9g，穿山甲片 6g，桃仁 9g，大黄 6g，芒硝 12g，肉桂 6g，生地黄 6g。

方解　方中归尾、穿山甲、桃仁、大黄、芒硝通瘀散结，生地凉血滋阴，肉桂助膀胱气化以通尿闭，用量宜小，以免助热伤阴。

加减应用　若瘀血现象较重，可加红花、川牛膝、三棱、莪术以增强其活血化瘀的作用；若病久血虚，面色不华，治宜养血行瘀，可加黄芪、丹参、赤芍；若一时性小便不通胀闭难忍，可加麝香0.09～0.15g置胶囊内吞服，以急通小便，此药芳香走窜，能通行十二经，传遍三焦，药力较猛，切不可多用，以免伤人正气；若由于尿路结石而致尿道阻塞，小便不通，可加用金钱草、鸡内金、冬葵子、萹蓄、瞿麦以通淋利尿排石。

（五）脾气不升证

症状　时欲小便而不得出，或量少而不畅，伴小腹坠胀，神疲乏力，食欲不振，气短而语声低微。

舌象　舌淡，苔薄。

脉象　脉细弱。

分析　脾气不升，中气不足，清浊升降失职，出现中气下陷少腹坠胀。脾气不足，气虚出现神疲乏力，食欲不振等。气短及语声低微均由气虚所致。

治法　升清降浊，化气行水。

处方　补中益气汤合春泽汤。人参15g，黄芪15g，白术12g，当归12g，陈皮10g，升麻6g，柴胡6g，炙甘草5g，白术12g，桂枝6g，茯苓10g，猪苓9g，泽泻9g。

方解　前方益气升清，后方益气通阳利水。方中人参、黄芪益气；白术健脾运湿；陈皮理气健脾；炙甘草补脾和胃；当归补血活血，通经活络；桂枝通阳，以助膀胱之气化；升麻、柴胡升清气而降浊阴；猪苓、泽泻、茯苓利尿渗湿，诸药配合，共奏益气健脾，升清降浊，化气利尿之功。

加减应用　若气虚及阴，脾阴不足，清气不升，气阴两虚，症见舌质红，可改用补阴益气煎；若脾虚及肾，而见肾虚证候者，可加用济生肾气丸，以温补脾肾，化气利尿。小便涩滞者，可合滋肾通关丸。

（六）肾阳衰惫证

症状　小便不通或点滴不爽，排尿无力，面白神萎，神气怯弱，畏寒肢冷，腰膝冷而酸软无力。

舌象　舌淡胖，苔薄白。

脉象　脉沉细或弱。

分析　肾元亏虚，命门火衰，气化不及；肾元虚惫，真阳不足则腰膝酸软无力，神疲怕冷则由阳虚所致。

治法　温补肾阳，化气利水。

处方　济生肾气丸。肉桂9g，附子12g，地黄12g，山药12g，山萸肉12g，牛膝9g，车前子9g，茯苓10g，泽泻12g，丹皮12g。

方解　方中肉桂、附子补下焦之阳，以鼓动肾气；六味地黄丸滋补肾阴；牛膝、车前子补肾利水，故本方可温补肾阳，化气行水，使小便得以通利。

加减应用　若兼有脾虚证候者，可合补中益气汤或春泽汤，以补中益气，化气行水；若老人精血俱亏，病及督脉，而见形神委顿，腰脊酸痛，治宜香茸丸，以补养精血、助阳通窍；若因肾阳衰惫，命火式微，致三焦气化无权，浊阴不化，症见小便量少，甚至无尿，头晕头痛，恶心呕吐，烦躁，神昏者，治宜千金温脾汤合吴茱萸汤温补脾肾，和胃降逆。

四、病 案 举 例

病案1

刘某某，男，20岁。初诊日期：2018年3月15日。

患者6日前无明显诱因突然发热39～40℃。意识障碍昏倒1次，3分钟左右自行苏醒，伴有剧烈头痛、腰痛、汗出、尿频尿急、大便溏稀。经抗生素治疗，热虽退，诸症减轻，但近2日来小便排出困难，小腹胀痛，经按摩、听水流声等物理疗法无效，只靠导尿以解急困。诊得舌质红，苔白如霜，脉缓。

中医诊断　癃闭（膀胱湿热证）。

西医诊断　尿闭。

治法　清利湿热。

处方　八正散合五苓散加减。海金沙20g，茯苓10g，泽泻12g，滑石12g，瞿麦12g，萹蓄12g，木通9g，大黄6g，灯心草6g，肉桂3g，栀子9g，甘草梢9g。水煎服300mL顿服。服药3小时余，自述有气体从尿道排出，随后即自动排尿900mL，色黄褐，气味腐臭，次日小便恢复正常。

按　本证本由湿热邪气致病，经抗生素治疗，身热已退，是外邪得解而内热亦有所减轻；腰痛、尿频尿急、大便溏稀等症，是湿热郁聚下焦所致，今热退而小便反闭，是湿热困郁未解之故。诊其脉缓主湿，舌质红为有热，苔白如霜是湿热交困之候，故用海金沙以渗利下焦，再服五苓散加减以通利水道，使余热湿邪皆从水道清去，用少量肉桂以激荡肾气，鼓邪下达，亦反佐之义。

病案2

殷某某，女，70岁。初诊日期：2020年12月22日。

患者半月前因一氧化碳中毒，经高压氧治疗后意识清醒，言语清晰，但小便闭塞，点滴不出。当地医院予导尿及多方诊治，终未获效。刻下症：导尿管依然留置，小便不能自排，少腹胀满而痛，口不渴，面色暗，纳可寐差，大便略干，舌淡红、苔少而滑，脉弦细。

中医诊断　癃闭（肾阳衰惫证）。

西医诊断　尿潴留。

治法　开窍豁痰，通阳化气。

处方　滋肾通关丸及宣阳汤。肉桂 10g，黄柏 12g，知母 12g，蝼蛄 5g，通草 20g，乌药 5g，威灵仙 10g，地肤子 10g，石菖蒲 9g，蟋蟀 5g。1 剂 300mL 顿服，其中通草煎汤代水口服。

二诊（2020 年 12 月 23 日）：自述服 1 剂后，数小时即有尿意，患者为试药效，自拔取导尿管，随即有小便排出，小便通利如常。仅大便略干，余症皆消，舌淡红、苔薄白，脉沉弱无力。为巩固疗效，上方减蝼蛄、蟋蟀两味效强的虫类药，继续服用。

按　梁群教授认为此例癃闭病机有二：①一氧化碳中毒致元神受累，脑窍不利，神机失灵，上不能制下，下不能应上，出现下窍开合不利；②患者已属老年，真阳已渐衰，阳气虚弱，则水必不利。故用通阳利水开窍的治法。方选滋肾通关丸及宣阳汤。药仅 3 味，方中肉桂辛甘大热，气厚纯阳，入肾之血分，补命门相火之不足，肾中真阳得补，则膀胱气化得复；黄柏、知母 2 味，相须而行，下润肾燥而滋阴，肾之阴阳同时得补，则膀胱气化自然通利。宣阳汤为张锡纯《医学衷中参西录》中治疗癃闭的验方。方中威灵仙气味辛咸，"气味属木。其性善走，能宣疏五脏，通行十二经络"（《本草备要》），为宣通气机的佳品；地肤子入膀胱，补阴利水；石菖蒲芳香而散，能通利九窍；通草煎汤代水，通窍利水；乌药辛温香窜，上入脾、肺，下通肾经，病之属气者皆可用，能通利上、中、下三焦气机，助膀胱气化；蝼蛄味咸性寒，为利水通便佳品；蟋蟀性微温，味辛咸，不仅有较强的利尿作用，且有温肾壮阳之功。蝼蛄、蟋蟀利水功用较峻，因此，二诊小便既通，二药则去，以免伤正。综观内服方，既有通窍之功，又具化气利水之能，证、法、药相符，故能 1 剂应效。必要时可同时结合脐疗法，药选滑利润下之品，又佐以辛温芳香之品，使药性透过皮毛，内达脏腑，使气机通畅，窍开尿通，常用商陆、胡盐（戎盐）利小便，麝香、葱白透达，验之临床，奏效迅速。

▌病案 3

陈某某，男，60 岁，初诊日期：2018 年 1 月 31 日。

发现尿多尿频三年余，近半个月头晕，恶心呕吐，周身水肿。病史：患者三年来一直尿频、尿量较多，未予重视。一年前发现高血压。2017 年底因头晕恶心加重，腰酸，心悸，面色苍白就诊，经尿常规及肾功能实验室检测确诊肾功能不全。在当地医院住院治疗后不适症状略有改善，今年初因症状再次加重而再次入院。入院后病情继续发展，肾功能继续恶化，出现昏沉、嗜睡而转入我院重症医学科。舌脉：舌苔薄黄少润，质偏淡，脉虚弦。检查：血压 200/98mmHg，血色素 4.3g，血肌酐 672μmol/L，血尿素氮 15mmol/L。

中医诊断　关格（脾气不开证）。

西医诊断　慢性肾炎，慢性肾功能衰竭，肾性贫血，肾性高血压。

治法　益气养营，祛湿化浊，清热开窍，脾肾双补。

处方　补中益气汤合二陈汤加减。炒白术 9g，丹参 9g，黑大豆 30g，赤芍 9g，白芍 9g，川黄连 3g，制半夏 5g，炒陈皮 5g，炒竹茹 5g，炒枳壳 5g，米仁根 30g，六月雪 30g，徐长卿 15g，谷芽 12g，罗布麻叶 15g（后下），蚕沙 9g（包）。7 付，水煎服，分两次服。

二诊（2018 年 2 月 7 日）：泛恶明显减轻，口苦咽干，口气秽重，嗜睡明显，脉虚弦，苔薄黄，质偏淡，脾肾气虚，营血不足，湿浊中阻，清阳不开，仍守前法。上方减赤芍、白芍，加石菖蒲 9g，炙远志 5g，增全方祛痰开窍之效。7 付。

三诊（2018 年 2 月 14 日）：面浮，口气秽浊，昏沉嗜睡，口干，略有泛恶，脉虚弦数，舌苔黄腻，质色转红，少润泽，脾肾气阴亏损，营血不足，痰热中阻，胃浊上泛，拟益气阴，清湿热，化痰浊，和胃气。加半夏 5g，郁金 9g，降逆止呕，加扦扦活 15g，祛风除湿。14 付。

四诊（2018 年 2 月 28 日）：精神较前明显好转，泛恶及口气秽浊均明显减轻，胃纳尚可，排尿时尿道隐痛，脉虚弦数，苔厚黄腻，质淡红，脾肾两虚，气血亏损，三焦气化失调，湿浊中阻，仍拟益气血，化湿浊。处方：上方去郁金，加苍术 5g，甘草梢 3g，泽泻 12g，以加强淡渗利湿之功。

随访：患者因不愿透析治疗，而以服用中药为主，辅以中药灌肠（生牡蛎 30g、生大黄 9g、六月雪 30g、皂荚子 9g、徐长卿 15g），治疗月余症状逐步减轻，神志好转而出院。在门诊继续治疗。病情稳定，血色素上升，肌酐、尿素氮均有所下降。

按 本案病程迁移日久而成关格重症。此时脏腑亏损至极，元气衰败。痰湿瘀浊互结，阴阳紊乱。现痰浊上蒙心神，已成急危重症。故急以化痰开窍，祛湿泄浊以达邪，兼以益气和营固本。并配合中药灌肠使病情获得改善。本病采用中药治疗为主的综合治疗，对延缓肾功能不全的进一步恶化疗效显著。但此患者如若能积极配合西医透析治疗，预后可能更佳。

五、经 验 总 结

梁群教授认为癃闭需中西医结合治疗效果才能更明显，中医治疗尤其注重辨证论治，特别是慢性肾功能衰竭所致的少尿、无尿，临床出现涉及多脏器、多系统损伤的综合症状群，病情复杂、变化多端，临床难以用一种治法一种药物治疗，而多种药物的叠加治疗又易加重肾脏负担，中医中药以辨证论治为主，进行整体微调治疗最适宜于本病。梁教授提出临床中应以虚实、阴阳、寒热、表里八纲辨证为主要依据，配以中医学的升降平衡与否、病邪荣枯进行辨证，还要根据西医学的责任病因，实验室检查指标，如患者肾功能（肌酐、尿素氮）检验结果、尿量监测等综合分析。将西医诊断与中医辨证参合使用。积极控制病情，尽量避免进一步发展为重症。但患者一旦发生重症，应及时给予透析治疗以挽救其生命。

第十一章　虚　劳

　　虚劳，在其他医家理论也被称为"虚损"，以脏腑亏损、气血阴阳虚衰、久虚不复成劳为主要病机，以五脏虚证为其重要临床表现的慢性虚弱证候的总称。在 ICU 中各系统器官发生的慢性消耗性和功能衰退性疾病，均能出现类似虚劳的表现。

　　最早在《黄帝内经》和《难经》之中就分别有关于虚、劳、损等症的详细论述，《素问·通评虚实论》载"精气夺则虚"，《素问·玉机真脏论》有"五虚死"，《素问·至真要大论》的"劳者温之"等，也一直为后世医家所遵循和推崇。《难经·十四难》以"五损"立论，根据五脏各自的功能特点及各自的生理特性提出虚损的治法。东汉·张仲景《金匮要略》中首提"虚劳"病名，详细地论述了该病的症状体征、病因病机与治疗原则，并根据温补脾肾的原则创制了建中汤、肾气丸等方药，并传承至今。《诸病源候论》中专列"虚劳病"，用五劳、六极、七伤概括虚劳的病因；唐·孙思邈《千金翼方》中则将虚劳分述在各个脏腑证治之中；唐·王焘《外台秘要》中记述了"五脏劳"这一病名；宋·严用和《济生方》提出"补脾不如补肾"，并明确指出了虚劳不可以与传染性的痨瘵（又称肺痨）相混淆。金元时期，李东垣擅长使用甘温类的中药来补益中气，从被称为后天之本的脾胃来治疗虚劳之病；朱丹溪则强调摄护与滋养精气与血脉，从肝肾论述与治疗，创大补阴丸等方。明·张介宾长于综合调理治疗阴阳精气，提出了使用阴阳互用的原则，创左、右归丸，对虚劳论治有独到之处；明·汪绮石则系统地阐述了虚劳的症状体征、病因病机、防治与护理的各项事宜，并撰写了关于该病诊断与治疗的重要专著；清·吴澄《不居集》收集并整理了历代医家有关虚劳病的全部历史资料，成为研究这种疾病发生发展全过程的重要历史参考书；清·吴谦在《医宗金鉴》中则提出了虚、损、劳、极分别是虚劳病的四个慢性发展阶段，虚劳这一疾病及其各种相关临床表现与急性病证过程中发生的一时性阴阳气津的损伤及血脱、神散等其他虚证完全不同，应当予以区别并使用不同的诊治原则。

一、名家经验集成

（一）名中医李庚和治疗虚劳的经验

　　李庚和教授为上海市名中医，行医超过 50 年，初期主要对于内科杂病进行诊治，后期则专攻神经肌肉相关疾病，在学术上提倡使用经典方药，注重诊法，在重症肌无力的诊治上积累了宝贵的学术思想和大量的临床经验。他认为该病应属于虚劳的范畴，其病位在肌肉，其临床表现为肌肉的软弱无力，而其疾病的根本在于脾肾，随着疾病的进展，其病理过程与脾、肾、肝三脏的病理变化联系紧密，应以培补脾肾为基本的治疗原则。《灵枢·本神》篇曰："脾气虚则四肢不用。"《难经·十六难》载："怠惰嗜卧，四肢不收，有是者脾也。"中医基础理论中提到：脾脏是气与血生成传化的源头，是人体生长的后天源泉，脾主肌肉，又主四肢，五脏六腑、四肢百骸都依赖脾脏输布营养成分，辅助各项功能的正常运转。如果患者身体素来较为虚弱或工作生活过度疲劳，对脾胃造成了损伤，则化生水谷而来的精微物质不足，进而导致肌肉与筋脉失去了养分的滋润，故而肌肉无力、眼睑下垂、四肢痿软。肾为先天之本，贮藏精血纳气生髓，若病人由于遗传、生育等造成先天禀赋不足，肾的阳气亏虚不足以温煦脾胃，则无法生成、转化水谷等精微物质，无法滋养肌肉筋脉；肾为气之根，肾气虚则必然导致患者出现乏力气短的现象。重症患者会出现呼吸危象，这便是肾的纳气功能受损所导致的。肝肾拥有共同的源头，精血互相滋生，肾精亏损，则肝血必然生成不足，肝与肾这两者，盛则同盛，衰则同衰。因此，在这种疾病的后期可以见到肾和肝都出现虚损的征象。

在辨证论治上，教授将虚劳病分为脾气虚弱证、脾肾气阴两虚证和脾肾阳虚证三个基本证型。

1. 脾气虚弱证

临床中可以见到倦怠乏力，声低气微，眼睑下垂等症状，病程中可见纳少便溏，舌象可见苔薄白，舌体胖嫩，有齿痕，脉濡等，方用补中益气汤。《灵枢·营卫生会》谓"人受气于谷……五脏六腑皆以受气"，所以认为脾为人体后天的本源，生化气血的源头。脾胃气虚，生化而来的气血则虚少，气血无法向上荣养颜面，所以面色萎白；脾为肺之母，脾气虚的同时肺气也一定虚损，所以出现语声低微、气短等症状；脾主肌肉，脾胃气虚，则四肢的肌肉失去濡养，所以出现倦怠和乏力的症状；脾的主要功能有运化气血，胃的主要功能是受纳食物，胃气虚弱，饮食摄纳必然减少；脾的运化功能不足，湿浊之邪在体内滋生，则大便溏薄；苔薄白，舌体胖嫩，有齿痕，脉濡，以上均为临床中脾胃虚弱的征象。这是由于素体先天的禀赋不够强，或者是因为饮食劳倦等问题，对脾胃之气造成损伤，致使其受纳与运化的功能无法正常发挥；应采用益气健脾的治法；应使用补中益气汤加减进行治疗。黄芪补益中气和表气，加强人体抵御外邪的能力，升阳举陷；使用人参来大补人体元气；白术补气健脾，进一步提升脾气运化的功能；当归可以补充营血，调整血虚的状态；陈皮疏利气机，调和胃的功能，使各种药物充分发挥补益的功能而不滞；少量升麻、柴胡作为佐使药，使各种药物充分地发挥功能；炙甘草调和诸药。兼血虚的患者治当补气养血，可加当归、枸杞子等；兼脾胃运化不良的患者可以酌情使用陈皮、豆蔻之类的药物；大便溏泄的患者可以加用肉豆蔻、木香等。

2. 脾肾气阴两虚证

临床中可以见到疲倦无力，食少纳呆，舌体小，舌质红，舌苔花剥或少苔甚至无苔，脉细弱或细数，为典型的左归丸证。脾胃脏腑功能的虚衰必然造成肌肉失去养分的供给，所以出现了疲倦无力的症状；脾主运化，运化功能的失调则会导致患者的食少纳呆；阴虚津液不能上传于口，则口干；脾气虚弱则胃气无法上承至舌面，故舌苔出现了花剥或少苔甚至无苔；舌质红，脉细弱或细数，以上均为非常典型的气阴两虚证候。这是由于人体在一定的条件下，多种病因引起五脏虚损，肌肉失养无力而导致患者发病；法当益气养阴；

以左归丸合益气滋阴之品主之。方中重用熟地，以滋肾阴，益精髓，用以补益真阴不足；山茱萸补益濡养肝肾；山药补充脾气，固益阴液，滋养肾气，固精益髓；龟板胶滋养阴津，填补髓系；鹿角胶则是应用"阳中求阴"之义，补益精血肾阳；枸杞子、菟丝子、川牛膝合用，共同起到补益肝肾，增强筋、骨、髓、肉正气的作用。

3. 脾肾阳虚证

临床中可以见到全身乏力，胸闷，恶寒，腰膝酸软，面色㿠白，小便不利，大便稀溏或完谷不化，舌淡苔薄白，舌体胖大，脉沉细等症状，均属右归丸主证。患者脾气十分虚弱，全身失去濡养，故而全身乏力，胸闷；肾的阳气亏虚，则肾脏温煦肢体的功能失调，故而腰膝酸软，憎寒怕冷；脾阳气虚弱则无法正常将食物运化成为精微物质，所以大便稀溏，完谷不化；脾肾阳虚，则不能正常温化摄入的水液，进而小便不利；阳虚水气上泛，故而面色㿠白；苔薄白，舌体胖大，舌质淡，脉沉细等，以上皆为脾肾阳虚证的常见证候。为耗伤脾肾之阳气所致；治法当以温补脾肾，益精填髓为主；以右归丸和益气温阳的药品主之。方中附子、肉桂用以温煦体内阳气；鹿角胶温补肾阳的同时填补精血；臣药用熟地黄、山茱萸、枸杞子、山药以益肾，同时发挥滋阴填精的功效，并滋养肝脏补益脾胃，即所谓"善补阳者，必于阴中求阳"；佐以菟丝子、杜仲，起到补肝肾的作用，当归养血补肝，与补肾的药物共用，共补精血。以上各种药物综合使用，滋补肾阳与精血。

此外，李庚和教授对于治疗重症肌无力危象也有自己的见解，在他看来呼吸危象是重症肌无力的一种严重的后果，也是治疗中的一道难题。中医认为这种危象是脾虚所导致的，脾失健运，水湿的传变便在体内停滞，进而聚湿成痰；而肾虚则会出现水液上泛成痰，甚则痰涎壅盛，继而出现喘憋、难以平卧，甚则大汗淋漓、呼吸衰竭。其病机为脾肾肺三脏的精气均已衰竭，属阴阳离决的急危重症范畴。在积极进行现代医学治疗与抢救的同时（如及时给予气管插管或切开以建立呼吸通道并进行正压通气、立即转运至 ICU 病房等），应该应用中药进行一定的干预，治疗应以补益脾肾两脏、回阳扶正纳气为主，辅以肃肺化痰之品。基本方中应用的药物有：人参、黄芪、紫河车、淫羊藿、制附子、蛤蚧、熟地、沉香、炙甘草，并进行临证的加减。这类患者大多伴有肺部感染，所以在诊疗过程中扶正的同时辨证应用祛邪药物，邪去正安。现代医学治疗本病主要是应用以下几种药物和方法：肾上腺皮质激素、胆碱酯酶、免疫抑制剂、丙种球蛋白等，或进行血浆置换，其中肾上腺皮质激素和免疫抑制剂是临床应用中的一线药物，可以很大地改善该病的预后。李庚和教授从中医药性的角度来看待糖皮质激素，认为其属于补肾之品，可以调动元气，加强运行，即可促进人体的新陈代谢，《内经》中所提及"壮火食气"一说，指利用具有强烈阳热作用的药物升发人体的正气，特别是已经濒临衰竭的脾肾之气，但是这类药物长期服用会有副作用，容易导致内环境的紊乱，打破人体自身的平衡，可能会出现火盛伤阴的病理表现。所以该类药品在使用中有很大的弊端，其副作用除了常见的可能导致高血压、无菌性骨坏死等以外，较严重的不良反应中还有肝功能的损伤甚至骨髓抑制等。这种情况下正适合中医辨证论治，充分地发挥中医特色，通过降低西药的副作用，增强人体的免疫力来达到提高药效的目的，进而降低西药药量。因此，在重症肌无力的诊疗过程中，虽然多数患者使用大量激素，但是在具体的个体化的诊疗过程中应该谨慎应用激素并及时制定撤减激素的计划，同时应用中药来尽早地恢复免疫系统的功能，纠正机体内环境的失衡。

（二）名中医张佩青治疗虚劳的经验

张佩青教授有数十年的临床经验，对中医诊治肾脏疾病的经验丰富。慢性肾功能衰竭是在肾脏疾病的基础上出现的肾小球滤过率下降，导致体内酸碱失衡，电解质紊乱，代谢产物潴留，同时出现全身各系统相应症状的综合征。中医中药可以延缓慢性肾功能衰竭的进展，已经得到了医学界的普遍认同，对提高患者生活质量，延缓肾衰及其并发症的发生，减少患者的经济负担都起到不可低估的作用。中医学没有慢性肾功能衰竭的相应病名，多归属于中医"虚劳""关格""癃闭""水肿""腰痛"等范畴。

张佩青教授，对于"虚劳"的治疗积累了独特的临证经验，对于这类疾病的临床研究做了大量的工作。张老师认为从病因病机的角度看，"虚劳"多为虚实错杂证，本虚之证多为脾肾亏虚，标实则血瘀证居多，其次还有水湿、毒邪等因素。因此，张教授治疗虚劳，尤其重视脾肾，其治疗肾衰，以中医辨证施治为指导，对标本缓急进行清晰的判断，急则治其标，首重降逆止呕，并解毒化浊，缓则治其本，以补肾、顾护脾胃、补益气血为治本大法。

参芪地黄汤是清代医家沈金鳌创制，由六味地黄汤加人参、黄芪所组成。张佩青教授根据多年临证经验，在参芪地黄汤的基础上化裁进行运用，主要针对肾气虚衰的患者，见头昏头晕，腰膝酸软冷痛，乏困无力，面色㿠白，五心烦热，纳差，舌淡苔白，脉沉细。肾主骨生髓，肾阳虚损则无法温煦肢体，故而腰膝酸软冷痛；阳虚无力运行气血，面部血络空虚，故面色㿠白；肾阴虚则可见五心烦热；舌淡苔白、脉沉细、尺部尤甚。其组成有黄芪、党参、熟地黄、山萸肉、山药、牡丹皮、泽泻、茯苓、土茯苓、薏苡仁、胡芦巴、巴戟天、枸杞、连翘、黄芩、草果仁、大黄、牛膝、当归、赤芍、丹参、桃仁、红花。方中黄芪补气升阳、益气固表；党参补中益气、养血生津，二者共用，可以阴阳双补、健脾升清、固涩精微；熟地黄滋阴益精填髓；山萸肉滋补肝肾、涩精止汗；山药固肾涩精，三药合用，三阴并补；山萸肉有温涩的药性，使用丹皮清热凉血可以制约山萸肉；熟地黄过于滋腻，故使用泽泻利湿化浊之功效与之平衡；茯苓可以运化脾脏的湿气，可助山药之健运；土茯苓、薏苡仁清热散结，解毒除湿；巴戟天与葫芦巴配伍，补肾阳，祛寒湿；枸杞子滋补肾阴、益精血；连翘、黄芩与活血药配合使用，取其解毒散结之功；草果仁善除脾胃之寒湿，湿热毒邪蕴结须配伍大黄以泄热开痞，大黄又有活血解毒散瘀之功；当归、丹参、桃仁、红花、赤芍、牛膝共用，综合发挥其养血活血，通络化瘀的功效；以上诸药合用，共奏补脾益肾，清热解毒，泻利湿热之功效。

针对肾阴虚明显的患者，可以应用滋补肝肾的中药，如生地黄、女贞子、旱莲草；如果滋阴药量大，滋阴补肾之品可能存在过于滋腻的现象，进而阻碍脾胃的运行，可以使用紫苏、砂仁以化湿行气和胃；有较明显血瘀证的可加川芎；该病常有吐泻发生，加葛根，葛根可以升清降浊，既可助除湿排毒，又可助黄芪补气。

二、病　因　病　机

梁群教授认为虚劳多由重病久病，耗伤正气所致。患重病久病时，本身疾病邪气较盛，耗伤正气，致使气血阴阳亏虚；疾病迁延不愈，病程漫长，精气耗伤；或病后调养不当，正气无法恢复，这几种情况均可以演变为虚劳。久病而成虚劳者，可因病性差异造成不同损伤，如热病日久，耗伤阴血；寒病日久，伤气损阳；瘀结日久，新血不生，阴血暗耗。也有一部分患者为误治失治，损耗精气，或用药不当，可使精气损伤。如苦寒太过，损伤脾胃，耗伤阳气；燥热太过，损耗津液；攻伐太过，伤阴耗阳。误治失治亦延误救治时机，加重阴精、阳气耗损，更使正气难复。不当使用金石、虫类、有毒之品，或长期、过度接触化学有害物质，使阴精气血耗损，渐生虚损。虚劳为因虚致病，因病致劳，或因病致虚，久虚不复成劳。病性以本虚为主，表现为气血阴阳亏损。病位涉及五脏，尤以脾肾为要。由于虚劳的病因不一，常先发生某脏腑气血阴阳的亏损，但五脏相关，气血同源，阴阳互根，脏腑之间、气血阴阳病损可相互影响，所以在病变过程中会出现一脏受病，累及他脏，互为转化的状况。而且气虚日久阳也渐衰，血虚日久阴也不足，阳损日久累及于阴，阴虚日久累及于阳，以致病势日渐发展，病情趋于复杂。因病损的脏腑各有不同，相互之间的影响转化也因此而异，正如《医宗金鉴·杂病心法要诀》云："阳虚外寒损肺经，阴虚内热从肾损，饮食劳倦自脾成。"多脏同病时，还有主次之分，但亦有始终仅见某一脏器病变，而不病及其他脏腑者。

同时，梁群教授还认为，虚劳与现代多种慢性疾病相关，而虚劳重症则对应于临床危重疾病，《诸病源候论》指出的"大病后易成虚劳"与现代许多急危重症所致虚劳相符合。现代多种危重疾病中后期、慢性消耗性疾病或一些代谢性疾病可归为虚劳范畴，从虚论治更加有益于危重病症的恢复和预后。梁群教授认为随着重症康复的发展，ICU 不仅是抢救生命的场所，更应该是重症康复开始的地方，越来越多的研究发现康复对于重症患者的必要性，而中医辨证论治的方法与重症康复的个体化诊疗方案实施的核心思想一致，并且中医康复治疗可以贯穿重症康复始终。

三、辨证论治

（一）气虚证

气虚是气血阴阳亏虚中最常见的一类，其中尤以肺、脾气虚为多，而心、肾气虚亦不少见。主要证候有气短懒言，语声低微，面色白或萎黄，头昏神疲，肢体无力，舌淡，脉细弱。

1. 肺气虚证

症状 短气自汗，声音低怯，咳嗽无力，痰液清稀，时寒时热，平素易于感冒，面白。

舌象 舌质淡。

脉象 脉弱。

分析 肺气亏虚，宣肃功能失职，气逆于上，故见咳嗽；肺气亏虚，津液不布，聚为痰浊，故咳痰清稀；肺气亏虚，宗气生成减少，故见少气懒言，语声低怯；气虚不能固表，则见恶风，易于感冒。神疲体倦，面白，舌质淡，脉弱，均为气虚之象。

治法 补益肺气。

处方 补肺汤。人参 9g，黄芪 24g，熟地 24g，五味子 6g，紫菀 9g，桑白皮 9g。上 6味，以适量水煎药，汤成去渣取汁温服，每日 2 次。

方解 方中人参、黄芪益气补肺；五味子收敛肺气；熟地滋肾填精；紫菀、桑白皮消痰止咳，降气平喘。诸药配伍，有补肺益气，止咳平喘之功效。

加减运用 若气短、息促，加冬虫夏草，重用人参、黄芪；肺卫不固，易于感冒者，加防风、白术；自汗较多者，加牡蛎、麻黄根；若气阴两虚而兼见潮热、盗汗者，加鳖甲、地骨皮、秦艽。

2. 心气虚证

症状 心悸，气短，劳则尤甚，神疲体倦，自汗。

舌象 舌质淡。

脉象 脉弱。

分析 心气虚，鼓动乏力，心动失常，故见心悸怔忡；宗气衰少，功能减退，故气短胸闷，精神疲倦；气虚卫外不固，故自汗；动则气耗，故活动劳累后诸症加剧；气虚运血无力，气血不足，血脉不荣，故面色淡白，舌淡，脉弱。

治法 益气养心。

处方 七福饮。人参 6g，熟地 9g，当归 9g，炒白术 5g，炙甘草 3g，枣仁 6g，制远志 5g。上 7 味，以适量水煎药，汤成去渣取汁温服，每日 2 次。

方解 方中人参、白术补气益心脾、安神益智；熟地、当归养血和血以养心脾；酸枣仁、远志养心安神；甘草和中。诸药合用共奏补气养血、宁心健脾、益智安神之效。

加减运用 若气虚卫表不固，自汗较多者，加黄芪、五味子；食少便溏者，加砂仁、山药；舌暗或有瘀斑瘀点、舌下脉络瘀紫者，加丹参、川芎、三七。

3. 脾气虚证

症状 纳少，食后脘腹胀满，倦怠乏力，大便溏薄，面色萎黄。

舌象 舌淡，苔白。

脉象 脉浮弱。

分析 脾气虚弱，运化失职，水谷内停，故纳少，脘腹胀满；食后负担加重，故腹胀更甚；脾主肌肉四肢，脾虚日久肢体失养，故倦怠乏力；水湿不运，流注肠中，故大便溏薄；脾胃为气血生化之源，脾气虚，日久可致营血亏虚，肌肤失去血的濡养和温煦，可致面色萎黄；舌淡苔白，脉浮弱，是脾气虚弱之象。

治法 健脾益气。

处方 加味四君子汤。人参 9g，白术 9g，茯苓 9g，炙甘草 6g，白芍 9g，白扁豆 9g。上 6 味，以适量水煎药，汤成去渣取汁温服，每日 2 次。

方解 方中人参甘温，能大补脾胃之气；白术健脾燥湿，与人参相须，益气补脾之力更强；以茯苓健脾渗湿，合白术互增健脾祛湿之力；炙甘草益气和中，既可加强人参、白术益气补中之功，又能调和诸药；白芍养血调经，柔肝平抑肝阳；白扁豆健脾化湿。

加减运用 若胃脘满闷、恶心呕吐、嗳气者，加半夏、陈皮；食少纳呆、脘腹饱胀、食积不化者，加神曲、麦芽、山楂、鸡内金；若腹痛即泻、手足欠温者，加肉桂、炮姜；若有胃下垂、脱肛、腹部坠胀者，可改用补中益气汤；若伴各种出血，可用归脾汤。

4. 肾气虚证

症状 神疲乏力，腰膝酸软，小便频数而清，白带清稀。

舌象 舌质淡。

脉象 脉弱。

分析 腰为肾之府，肾主骨生髓，肾气亏虚，故腰膝酸软；气不充身，则神疲乏力；肾气亏虚，固摄无权，膀胱失约，则小便频数而清；肾气虚带脉失固，女子带下量多清稀；舌淡苔白，脉弱，为肾气虚弱之象。

治法 益气补肾。

处方 大补元煎。人参 10g，山药 6g，熟地 6g，杜仲 6g，当归 6g，山萸肉 3g，枸杞 6g，炙甘草 3g。上 8 味，以适量水煎药，汤成去渣取汁温服，每日 2 次。

方解 方中人参与熟地相配，即是景岳之两仪膏，善治精气大耗之证。对于人参、熟地的用量，景岳曾言："阳性速，故人参少用亦可成功；阴性缓，熟地非多难以奏效。"当归补血和血，助滋阴养血之力；伍以山药补益脾胃，增加人参补气健脾之功；枸杞子补肾益精，养肝明目，共助主药以滋阴养血；杜仲补益肝肾，强筋壮骨；山茱萸补益肝肾，收敛固涩；甘草益气和中，调和诸药。诸药合用，共奏补养元气，滋阴补血之功，故对气血大坏，精神失守危剧证甚为相宜，诚如景岳所述"凡元气大虚者，虽有寒邪，亦不可攻，必单培根本，正复邪将自散，或真寒假热等证皆宜用此"。

加减运用 若神疲乏力甚者，加黄芪；尿频较甚及小便失禁者，加菟丝子、五味子、益智仁；脾失健运而兼见大便溏薄者，去熟地黄、当归，加肉豆蔻、补骨脂。

（二）血虚证

以心、肝血虚为多，脾血虚常与心血虚并见。主要证候有面色淡黄或淡白无华，唇、舌、指甲色淡，头晕目花，肌肤枯糙，舌质淡红，苔少，脉细。

1. 心血虚证

症状 心悸怔忡，健忘，失眠，多梦，面色不华。

舌象 舌质淡。

脉象 脉细或结代。

分析 心血不足，心失所养故心悸不宁，甚至怔忡，正如朱丹溪说："怔忡者血虚，怔忡无时，血少者多。"血不养心，神不守舍，故失眠多梦；血虚不能上荣清窍，故头晕；健忘，面色淡白无华，唇舌色淡；血虚不能充实血脉，荣养四肢肌肉，故四肢无力，指甲苍白，脉细或结代。

治法 养血宁心。

处方 养心汤。黄芪 15g，茯苓 15g，茯神 15g，半夏曲 15g，当归 15g，川芎 15g，远志 8g，柏子仁 8g，酸枣仁 8g，五味子 8g，人参 8g，甘草 12g。上 12 味，以适量水煎药，汤成去渣取汁温服，每日 2 次。

方解 方中以黄芪、人参为君，补脾益气；臣以当归补血养心，与黄芪、人参配伍，以培气血不足；茯神、茯苓养心安神，以治神志不宁；佐以酸枣仁、柏子仁、远志、五味子补心安神定悸；半夏曲和胃消食，与黄芪、人参补脾和中，以资气血生化之源；川芎调肝和血，且使诸药补而不滞；煎加生姜、大枣，更增益脾和中、调和气血之功；甘草调和诸药，且与参、芪为伍，以增益气之功，用为佐使。诸药配伍，补益气血，养心安神。

加减运用　若失眠、多梦较甚者，加合欢花、夜交藤；心悸不安者，加磁石、龙骨；若心血虚往往与脾血虚并存，则为心脾血虚，临证时可选用归脾汤加减治疗。

2. 肝血虚证

症状　头晕，目眩，胁痛，肢体麻木，筋脉拘急，或肌肉动，妇女月经不调甚则闭经，面色不华。

舌象　舌质淡。

脉象　脉弦细或细涩。

分析　肝血不足，头目失养，故头晕目眩；肝络失养，则胁肋疼痛；筋脉失养，则肢体麻木，筋脉拘急，或肌肉动；肝血不足，不能充盈冲任之脉，故月经量少、色淡，甚则闭经；血虚不能上荣于面、唇、舌，则见面色无华，舌质淡白；血虚不能充盈脉道，则脉弦细或细涩。

治法　补血养肝。

处方　四物汤。白芍9g，当归9g，熟地12g，川芎6g。上4味，以适量水煎药，汤成去渣取汁温服，每日2次。

方解　方中熟地甘温味厚，入肝肾，质润滋腻，为滋阴补血之要药，用为君药；当归补血和血，与熟地相伍，既增补血之力，又行营血之滞，为臣药；白芍养血敛阴，柔肝缓急，与地、归相协则滋阴补血之力更著，又可缓急止痛；川芎活血行气，与当归相协则行血之力益彰，又使诸药补血而不滞血，二药共为佐药；四药合用，共成补血调血之功。

加减运用　若血虚甚，可加制首乌、枸杞子、阿胶；若胁痛，加柴胡、郁金、香附、丝瓜络；若目失所养，视物模糊，加楮实子、枸杞子、决明子；若干血瘀结，新血不生，羸瘦，腹部癥块，肌肤甲错，经闭，舌紫暗有瘀点瘀斑，或舌下瘀脉者，可同服大黄䗪虫丸。

（三）阴虚证

五脏均见阴虚，但以肺、肝、肾为主。主要证候有面颧红赤，唇红，低烧潮热，手足心热，虚烦不安，盗汗，口干，舌质光红少津，脉细数无力。

1. 肺阴虚证

症状　干咳，咽燥，甚或失音，咯血，午后潮热，五心烦热，盗汗，面色潮红。

舌象　舌红少津。

脉象　脉细数。

分析　肺阴不足，虚火内生，灼液成痰，胶固难出，故干咳无痰，或痰少而黏；阴液不足，上不能滋润咽喉则口燥咽干；虚热内炽则午后潮热，五心烦热；热扰营阴为盗汗；虚热上炎则颧红；肺络受灼，络伤血溢则痰中带血；喉失津润，则声音嘶哑；舌红少津，脉象细数，皆为阴虚内热之象。

治法 养阴润肺。

处方 沙参麦冬汤。沙参 9g，玉竹 6g，甘草 3g，桑叶 4.5g，麦冬 9g，扁豆 4.5g，花粉 4.5g。上 7 味，以适量水煎药，汤成去渣取汁温服，每日 2 次。

方解 沙参、麦门冬清养肺胃；玉竹、天花粉生津解热；生扁豆、生甘草益气培中、甘缓和胃，以甘草能生津止渴，配以桑叶，轻宣燥热。诸药合而成方，有清养肺胃、生津润燥之功。

加减运用 若咳嗽甚者，加百部、款冬花；咯血，加白及、仙鹤草、小蓟；潮热，加地骨皮、秦艽、鳖甲；盗汗者，加牡蛎、浮小麦；若肺阴虚日久，出现肺肾阴虚，用麦味地黄丸。

2. 心阴虚证

症状 心悸，失眠，多梦，烦躁，潮热，盗汗，口燥咽干，或口舌生疮，面色潮红。

舌象 舌红少津。

脉象 脉细数。

分析 阴液亏少，心失濡养，心动失常，故见心悸；阴虚阳亢，虚热扰心，神不守舍，则见心烦、失眠、多梦；阴虚失润，故口燥咽干；阴不制阳，虚热内生，故口舌生疮，潮热盗汗，面色颧红，舌红少苔乏津，脉细数。

治法 滋阴养心。

处方 天王补心丹。人参 5g，茯苓 5g，玄参 5g，丹参 5g，桔梗 5g，远志 5g，当归 9g，五味子 9g，麦冬 9g，天冬 9g，柏子仁 9g，酸枣仁 9g，生地 12g。上 13 味共为细末，炼蜜为小丸，用朱砂水飞 9~15g 为衣，每服 6~9g，温开水送下，或竹叶煎汤送服；亦可作汤剂，以适量水煎药，汤成去渣取汁温服，每日 2 次。

方解 方中重用甘寒之生地黄，滋阴养血，清虚热，为君药；天冬、麦冬滋阴清热，酸枣仁、柏子仁养心安神，当归补心血，共助生地滋阴补血以养心安神，俱为臣药；人参补气，使气旺而阴血自生，以宁心神；五味子酸收敛阴，以养心神；茯苓、远志养心安神，交通心肾；玄参滋阴降火，以制虚火上炎；丹参养心血而活血，可使诸药补而不滞；朱砂镇心安神，兼治其标，共为佐药。桔梗为舟楫，载药上行，以使药力上入心经，为使药。诸药相伍，共奏滋阴养血、补心安神之功。

加减运用 若口舌生疮、烦躁不安甚者，去当归、远志，加黄连、淡竹叶、莲子心；潮热，加银柴胡、地骨皮、秦艽；盗汗，加浮小麦、牡蛎。

3. 脾胃阴虚证

症状 口渴，唇舌干燥，不思饮食，甚则干呕，呃逆，大便燥结，面色潮红。

舌象 舌红少苔。

脉象 脉细数。

分析 胃中虚热扰动则饥，然胃虚失于和降，故不欲食；胃失和降，胃气上逆，可见干呕，呃逆；胃阴亏虚，阴津不能上滋，则口燥咽干；不能下润，则大便干结；面色潮红，舌红少苔，脉细数，均为阴虚内热之征。

治法 养阴和胃。

处方 益胃汤。沙参 9g，麦冬 15g，冰糖 3g，生地 15g，玉竹 4.5g。上 5 味，以适量水煎药，汤成去渣取汁温服，每日 2 次。

方解 方中重用细生地、麦冬，味甘性寒，养阴清热，生津润燥，为甘凉益胃之上品，共为君药；配伍北沙参、玉竹为臣，养阴生津，助生地、麦冬益胃养阴之力；冰糖濡养肺胃，调和诸药，为佐使药。诸药共奏养阴益胃之效。

加减运用 口干唇燥津亏甚者，加石斛、天花粉；不思饮食甚者，加麦芽、扁豆、山药；呃逆者，加刀豆、柿蒂；大便干结甚者，原方之冰糖改为蜂蜜。

4. 肝阴虚证

症状 头痛，眩晕，耳鸣，目干畏光，视物不明，急躁易怒，或肢体麻木，筋惕肉瞤，面潮红。

舌象 舌干红。

脉象 脉弦细数。

分析 肝阴不足，头目失养，故头痛，眩晕，耳鸣，视物不明；阴津亏虚，故目干畏光，肢体麻木，筋惕肉瞤；阴虚不能制阳，虚热内蒸，故急躁易怒；虚火上炎，故两颧潮红；舌干红，脉弦细数，为肝阴不足，虚热内生之象。

治法 滋养肝阴。

处方 补肝汤。当归 10g，白芍 10g，熟地 10g，川芎 6g，炙甘草 6g，木瓜 6g，酸枣仁 6g。以适量水煎药，汤成去渣取汁温服，每日 2 次。

方解 方中四物汤补血调血，以补肝固本；酸枣仁甘平以养心安神；木瓜酸温可舒筋活络养肝；炙甘草调中益气，且可调和诸药；全方合用有补肝养筋明目之疗效。

加减运用 若风阳内盛，见头痛、眩晕、耳鸣，或筋惕肉瞤较甚者，加石决明、菊花、钩藤、刺蒺藜；若肝火亢盛，见急躁易怒，尿赤便秘，加夏枯草、牡丹皮、栀子；两目干涩畏光，或视物不明者，加枸杞子、女贞子、草决明；若肝络失养，胁痛隐隐、口燥咽干、烦热、舌红少苔者，可选用一贯煎加减。

5. 肾阴虚证

症状 腰酸，遗精，两足痿弱，眩晕，耳鸣，甚则耳聋，口干，咽痛，颧红。

舌象 舌红少津。

脉象 脉沉细。

分析 肾主骨生髓，腰为肾之府，肾阴不足，髓减骨弱，骨骼失于濡养，故腰酸，遗精，两足痿弱；脑为髓海，肾阴不足，则髓海失充，故头晕耳鸣，甚则耳聋；阴虚则生内热，肾阴亏损，虚热内蒸，则口干、咽痛、颧红；舌红少津，脉沉细，为阴虚内热之征。

治法 滋补肾阴。

处方 左归丸。熟地 24g，山药 12g，枸杞子 12g，山茱萸 12g，川牛膝 9g，菟丝子 12g，鹿角胶 12g，龟板胶 12g。上 8 味，制蜜丸，每服 9g，日 2~3 次；亦可作汤剂，以适量水煎药，汤成去渣取汁温服，每日 2 次。

方解 方中重用大熟地滋肾阴、益精髓，以补真阴之不足，为君药；用山茱萸补养肝肾、固秘精气；山药补脾益阴、滋肾固精；龟板胶滋阴补髓；鹿角胶补益精血、温壮肾阳，配入补阴方中，而有"阳中求阴"之义，皆为臣药；枸杞子补肝肾、益精血；菟丝子补肝肾，助精髓；川牛膝益肝肾、强筋骨，俱为佐药。

加减运用　若潮热、口干、咽痛等虚火甚者，去鹿角胶、山茱萸，加知母、黄柏、地骨皮；若腰酸、遗精甚者，加牡蛎、金樱子、芡实、莲须。

（四）阳虚证

阳虚常由气虚进一步发展而成，以心、脾、肾的阳虚为多见。主要证候有面色苍白或晦暗，怕冷，手足不温，出冷汗，精神疲倦，气息微弱，或有浮肿，下肢为甚；舌质胖嫩，边有齿印，苔淡白而润，脉细微、沉迟或虚大。

1. 心阳虚证

症状　心悸，自汗，神倦嗜卧，心胸憋闷疼痛，形寒肢冷，面色苍白。

舌象　舌淡或紫暗。

脉象　脉细弱或沉迟。

分析　心阳虚衰，推动、温运无力，心动失常，轻则心悸，重则怔忡；心阳虚衰，宗气衰少，胸阳不展，气滞胸中，故见胸闷气短；心脉痹阻，故见心胸疼痛；虚寒内生，温煦失职，故见畏寒肢冷；阳虚卫外不固，故见自汗；温运乏力，面部血脉失充，寒凝而血行不畅，故见面色㿠白或面唇青紫，舌淡或紫暗，脉细弱或沉迟。

治法　益气温阳。

处方　保元汤。黄芪 9g，人参 3g，炙甘草 3g，肉桂 1.5g。上 4 味，以适量水煎药，汤成去渣取汁温服，每日 2 次。

方解　原方为四君子汤，方用人参、白术、炙甘草补益脾胃之气，以人参配白术为主，重在健补脾胃之气，兼助运化，具补气健脾之功，故主治脾胃气虚之证；加入黄芪、肉桂，去白术、茯苓，纯补无泻，温补阳气之功著，适用于虚损劳怯、元气不足证。

加减运用　若心脉瘀阻而心胸疼痛者，酌加郁金、川芎、丹参、三七；若阳虚较甚，形寒肢冷者，加附子、巴戟天、仙茅、淫羊藿、鹿茸。

2. 脾阳虚证

症状　形寒肢冷，神倦乏力，少气懒言，食少，大便溏薄，肠鸣腹痛，每因受寒或饮食不慎而加剧。

舌象　舌淡，苔白。

脉象　脉弱。

分析　脾阳不振，脾气亏虚，则见神倦乏力，少气懒言；脾阳亏虚，虚寒内生，寒凝气滞，故肠鸣腹痛，形寒肢冷；脾阳虚衰，运化失权，则纳少，腹胀，大便清稀，每因受寒或饮食不慎而加剧；脾阳亏虚，温煦失职，则见畏寒肢冷；舌质淡，苔白，脉弱，为脾阳虚衰，阴寒内生所致。

治法　温中健脾。

处方　附子理中汤。人参 6g，白术 6g，干姜 6g，附子 6g，炙甘草 3g。上 5 味，以适量水煎药，汤成去渣取汁温服，每日 2 次。

方解　人参、炙草补脾益气；干姜、白术温化寒湿；附子温补肾阳，引火归原；脾阳振，寒湿去，则清浊升降复常，而吐利自止。

加减运用　若寒凝气滞，腹中冷痛较甚者，加高良姜、香附或丁香、吴茱萸；若食后腹胀及呕逆者，加砂仁、半夏、陈皮；若阳虚腹泻较甚，加肉豆蔻、补骨脂。

3. 肾阳虚证

症状　腰背酸痛，遗精，阳痿，多尿或不禁，面色苍白，畏寒肢冷，下利清谷或五更泄泻。

舌象　舌淡，舌边齿痕。

脉象　脉沉迟。

分析　肾主骨，腰为肾之府，肾阳虚衰，温煦失职，不能温养筋骨、腰膝，故出现腰背酸痛；元阳不足，失于温煦，则畏寒肢冷，下肢尤甚；阳虚无力运行气血，血络不充，故面色苍白；阳虚不能鼓动精神，则神疲乏力；肾阳虚弱，故男子遗精阳痿，女子宫寒不孕；肾阳虚弱，固摄失司，则多尿或不禁，下利清谷或五更泄泻；舌淡有齿痕，脉沉迟，尺部尤甚，为肾阳不足之象。

治法　温补肾阳。

处方　右归丸。熟地 24g，山药 12g，山茱萸 9g，枸杞子 12g，菟丝子 12g，鹿角胶 12g，杜仲 12g，肉桂 6g，当归 9g，附子 6g。上 10 味，制蜜丸，每服 9g；亦可作汤剂，以适量水煎药，汤成去渣取汁温服，每日 2 次。

方解　方中附子、肉桂温壮元阳，鹿角胶温肾阳、益精血，共为君药；熟地黄、山茱萸、枸杞子、山药滋阴益肾，填精补髓，并养肝补脾，共为臣药；佐以菟丝子、杜仲，补肝肾，强腰膝；当归养血补肝，与补肾之品相合，共补精血。诸药合用，温壮肾阳，滋补精血。

加减运用　若遗精，加金樱子、桑螵蛸、莲须，或合金锁固精丸；下利清谷者，去熟地黄、当归，加党参、白术、薏苡仁；五更泄泻者，合用四神丸；阳虚水泛以致浮肿、尿少者，加茯苓、泽泻、白术、车前子；肾不纳气而见喘促、短气，动则更甚者，酌加补骨脂、五味子、蛤蚧。

四、病 案 举 例

病案

乔某，女，23 岁，初诊日期：2017 年 9 月 10 日。

患者 2015 年车祸创伤后，于本院重症医学科住院 1 月余后出院，经常头昏、胸闷、气短。有时轻微头痛，记忆力衰退，时有两眼发花，心慌心跳，烦躁，睡眠多梦，四肢酸软无力，皮肉发热，饮食减少，闭经已 1 年。经某医院检查，诊断为贫血。面色暗黄乏泽，消瘦，毛发枯燥，气略短，口唇焦燥，舌质淡红，苔薄白，脉沉细弱。

中医诊断 虚劳（气血亏虚证）。

西医诊断 贫血。

治法 补肾健脾，益气养血，佐以活血。

处方 八珍汤加减。当归15g，生地12g，延胡索9g，白术9g，鸡内金15g，木香9g，人参9g，枸杞子15g，菟丝子12g，酸枣仁36g，红花6g，牡蛎12g，丹参25g。7剂，每日1剂，水煎服300mL，早晚饭后半小时温服。

二诊（2017年9月17日），患者自诉药后诸症好转，饮食、睡眠均近正常，面色、舌、脉同前。梁群教授仍用初诊处方遣药，并加牛膝以补肝肾、强筋骨、活血通经；肉桂以补火助阳。具体处方如下：当归15g，生地12g，延胡索9g，白术9g，鸡内金15g，木香9g，人参9g，枸杞15g，菟丝子12g，酸枣仁36g，红花6g，牡蛎12g，丹参25g，牛膝9g，肉桂6g。14剂，每日1剂，水煎服300mL，早晚饭后半小时温服。

三诊（2018年7月4日），患者二诊后并未继续复诊，将近1年余再次就诊，患者自诉二诊服药后诸症逐渐好转，食量大增，自觉体力较前增加。再次就诊则因10个月来只行经3次，量较少，周期不准，有时仍有气短及疲劳感觉。故在原方基础上，去生地、白术，加月季花调经、杜仲补益肝肾、黄芪补元气。调整处方如下：当归15g，白芍12g，延胡索12g，黄芪12g，白术12g，鸡内金8g，木香9g，党参12g，枸杞15g，香附9g，月季花9g，吴茱萸9g，酸枣仁50g，杜仲12g，菟丝子30g，丹参25g。7剂，每日1剂，水煎服300mL，早晚饭后半小时温服。

患者服药后诸症显著缓解，半年后随访，自诉未复发。

按 本案患者证属脾肾虚弱，气血不足，治以补肾健脾，益气养血。梁群教授治以八珍汤加减。一诊根据患者病情变化，以八珍汤为底方，方中当归补血活血；生地补阴填精，同时佐以丹参调经安神，酸枣仁与牡蛎配伍养心安神，鸡内金、木香消食健胃，白术与人参补气生血健脾，枸杞子与菟丝子补肾填精，延胡索行气止痛，红花活血化瘀。

二诊患者自诉药后诸症好转，饮食、睡眠均近正常，面色、舌、脉同前，加牛膝以补肝肾、强筋骨、活血通经；肉桂以补火助阳。

三诊患者自诉服药后诸症逐渐好转，食量大增，自觉体力较前增加。10个月来只行经3次，量较少，周期不准，有时仍有气短及疲劳感觉。在前方基础上变人参为党参，增加滋阴之效；黄芪补气升阳，益卫固表，与党参相须为用；加白芍以养血；加杜仲、吴茱萸以补虚，强筋骨；加月季花、香附活血调经，理气调中。

梁群教授认为补肾健脾，益气养血之法适用于脾肾虚弱，气血不足的虚劳，在《内经》中有"血脱者色白，天然不泽，其脉空虚，此其候也""脉实血实，脉虚血虚"及"血枯……故月事竭少不来也"的记载。《金匮要略》在论及虚劳时，也有"面色白，猝喘悸，脉虚气短，时目瞑兼衄，少腹满，手足烦热，咽干口燥，虚烦不得眠"等症状的描述。梁群教授认为脾肾两脏均与气血关系紧密，气血之间互相联系、互相依存，中医素有"气为血之帅，血为气之母""气能生血"等观点。故梁群教授在诊疗中主张补血先补气，补气则必须补肾健脾的治疗原则。